完美瘦孕—

怀孕瘦身的择食之道

邱宇清/编著

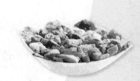

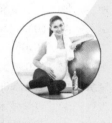

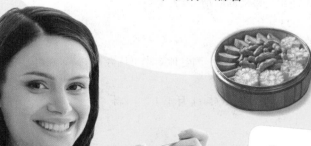

科学技术文献出版社
SCIENTIFIC AND TECHNICAL DOCUMENTATION PRESS

·北京·

图书在版编目（CIP）数据

完美瘦孕：怀孕瘦身的择食之道/邱宇清编著.—北京：科学技术文献出版社，2016.11

ISBN 978-7-5189-1920-8

Ⅰ.①完…　Ⅱ.①邱…　Ⅲ.①孕妇—营养卫生—基本知识　Ⅳ.①R153.1

中国版本图书馆 CIP 数据核字（2016）第 222528 号

完美瘦孕——怀孕瘦身的择食之道

策划编辑：孙江莉　责任编辑：孙江莉　杨　茜　责任校对：赵　瑷　责任出版：张志平

出 版 者	科学技术文献出版社
地　　址	北京市复兴路 15 号　邮编　100038
编 务 部	（010）58882938，58882087（传真）
发 行 部	（010）58882868，58882874（传真）
邮 购 部	（010）58882873
官方网址	www.stdp.com.cn
发 行 者	科学技术文献出版社发行　全国各地新华书店经销
印 刷 者	北京建泰印刷有限公司
版　　次	2016 年 11 月第 1 版　2016 年 11 月第 1 次印刷
开　　本	710×1000　1/16
字　　数	240 千
印　　张	19.25
书　　号	ISBN 978-7-5189-1920-8
定　　价	28.00 元

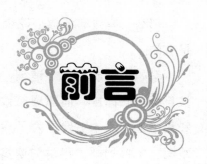

前言

　　"怀孕"对每一位女性来说，都是一件值得好好准备的事情，也是一件改变女性一生的大事。怀孕前有很多事情需要准备，比如要调整不健康的体质，怀孕前3个月要开始补充叶酸，还要补钙、补铁、补锌等，之所以要做这么多准备工作，是因为女性的身体就好比一块"土壤"，越健康、越肥沃的土壤才能孕育出健康的下一代。

　　在这个前提下，很多女性容易走进一个误区——怀孕就是要多吃，多摄取营养。一旦惊喜地发现自己升级成"孕女王"，就开始享受超豪华规格的待遇：老公宠着、公婆捧着，还有亲朋好友时常的关心，隔三岔五准备一些营养品送到家里来。尽管会担心自己的身材走样，但是一边想着"这是为宝宝着想""胖就胖吧，生完孩子再减肥""怀孕最好不要运动，以免影响宝宝"，抱着这些想法，既不运动，也不控制饮食，孕妈妈的体重像坐上了过山车，以势不可当的状态直线飙升。

　　俗话说："妈妈会吃，宝宝更聪明。"的确，准妈妈的饮食营养决定着胎宝宝的生长和发育，对宝宝出生后的健康状况也起着关键作用，所以，孕期饮食是准妈妈的关注重点。但是，怀孕也是一件改变女人一生的事情。孕期如果不注意饮食，体重飙升太快，会留下很多"后遗症"，比如妊娠纹、妊高征等，一旦出现这些症状将会伴随女性一生。

那么，有没有能放心吃喝又不会长胖的"瘦孕"方法呢？答案是有的。

孕妈妈要明白一个道理，健康的孕期，就是在怀孕的各个时期按目标增长体重，而想要有效地控制孕期体重，就要做到合理饮食和科学运动。本书就是为了实现孕妈妈们"孕期不长肉"的目标而编写，本书列举了科学的饮食方式，帮助准妈妈合理均衡地摄入营养、强化补充重要营养素，并在保证安全的前提下介绍了一些孕期运动，让孕妈妈们不仅能做到健康怀孕，更能享受完美"瘦孕"。

编　者

CONTENTS 目录

第一章
准备怀孕：改善体质，迎接新生命

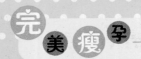

第二章

孕初期：饮食有道，要营养也要瘦身

第 三 章
孕中期：进补有节制，体重好管理

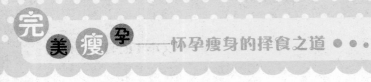

第四章

孕后期：吃饱睡好，为分娩储备能量

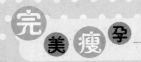
第五章
分娩：妈妈状态好，宝宝更健康

第六章

坐月子：吃好月子餐，养出好身体

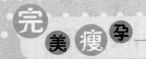

|第七章|
瘦身有方，把握产后瘦身黄金期

CONTENTS 目录

第一章

准备怀孕：改善体质，迎接新生命

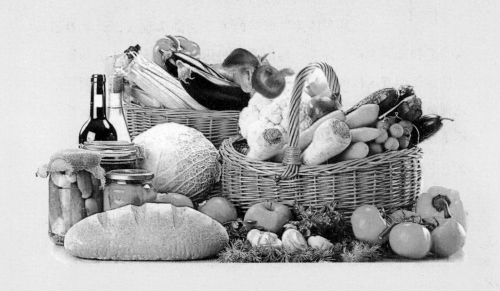

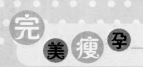

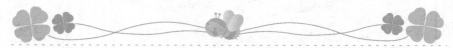

吃出好体质，为助孕加油

※ 孕前调理体质的重要性

女性在怀孕前都要用一段时间调理身体状态，也就是我们平常所说的"体质"。让身体达到最佳状态，可以让怀孕的过程更加顺利，为受精卵提供一个更加舒适的环境。很多女性简单地认为——调理体质就是多吃、多睡，其实这是错误的备孕观点，下面我们一起来了解一下在孕前调理体质、调养身体对妊娠的好处以及正确的调理方法。

1 为何要在怀孕前进行体质调养

女性的身体体质直接的关系到健康程度，医学专家认为，平和体质为正常体质，但因受各种因素的影响，并不是每一个女性都能拥有这样的好体质，因此就要在怀孕前进行体质调养，以达到最健康的状态，从而促进优生优育。尤其是很多职场女性，长期工作在一线，身体处于亚健康状态，更需要好好调养。

2 备孕期内调养的好处

怀孕前调养好身体，有助于胎儿的健康发育。用一个通俗的例子来讲，好比分别在一块肥沃的土地上和一块贫瘠的土地上撒下种子，结果肯定是肥沃土地上的种子长得更好。妈妈的身体和子宫就好比是一块土地，母体内的维生素、矿物质等各种营养物质就是让"土地"肥沃的因素。如果这些营养物质都充分，那么孕育的宝宝就能吸取更充分的营养，也就减少了因营养不良等因素所引起的胚胎发育停止、流产等意外的发生。所以，女性要关注备孕期的调养，不能掉以轻心。

3 食疗是调养的关键

女性孕前调养大多以食疗为主，多摄入营养丰富的食物，鱼类、肉类、蛋类、豆类、水果蔬菜类等。这些都是很好的食材，对促进健康怀孕大有帮助。女性千万不要以怕长胖或是身材走样等为借口，拒绝调养，或是什么都只吃几口，那样既起不到调养的作用，还可能导致无法怀孕。如果女性自体体质很虚弱，可以适当选择药物来改善，如传统的中医调养。

4 生活规律和饮食规律的改善

如果以前有过熬夜、烟酒、咖啡、长时间用电脑等各种不良习惯，备孕期内要及时纠正这些不良生活习惯，带着这些不良生活习惯不只是会增加怀孕难度，还可能导致怀孕后胚胎畸形。饮食习惯也要保持在健康状态，一日三餐要按时进食，少吃辛辣和刺激的食物，多吃营养丰富的食物，少吃夜宵和垃圾食品，多吃水果和蔬菜。总之，怀孕前女性一定要尽量把身体调理好，才更有助于优生优育。

❋ 要"好孕"，先做暖女人

现今，大多数人的工作压力比较大，大家的生活习惯也在不知不觉中有了变化，变得更加爱吃一些多油、多盐的"重口味"食物，

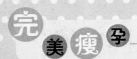

以此来弥补内心因压力带来的种种负面情绪。加上长期加班、熬夜等，这些不健康的生活模式会让身体和心灵都很容易失调，最终导致"亚健康"状态。

当身体处于亚健康的状况时，不论多努力地准备怀孕，也无法如愿以偿。即使好不容易受孕成功，也会遭受比体质好的人更严重的孕期不适。其实，要避免这样的痛苦，只要做对一件事情，那就是让身体成为"温暖体质"。

温暖体质，让女性更加容易受孕，也是孕育宝宝的最佳状态。除此之外，还能缓解一些孕期不适，比如孕吐、皮肤粗糙、双脚水肿、产后身材走样、胸部萎缩下垂、产前产后忧郁……甚至还会影响到哺乳，温暖体质的女性在哺乳时一般不会遭遇乳腺炎、奶水分泌不足等困扰。

❋ 温暖体质吃出来

想要拥有温暖的体质，最重要的就是吃。要根据自己的身体状况，挑选适合自己的食物，然后配合调整日常生活作息正常，每一个女性都可以慢慢调整成温暖的体质。

在改变体质之前，首先你要判断自己的身体到底哪里出了问题。大部分女性的体质不外乎就是"寒性"与"阴虚火旺"两种，其中寒性体质占绝大多数。

体寒容易引发上火，因为当身体是寒性的时候，血流动的速度会比较慢，新陈代谢自然也会跟着减缓，此时如果吃进上火的食物，身体就会缺乏将火顺利排出的能力，火便开始累积在体内，时间一久就会转变成阴虚火旺的体质！

所以寒性体质者身体经常会出现以下症状：手脚冰冷、经痛、腰酸、分泌物多、妇科容易发炎、鼻子过敏、皮肤容易过敏等；另外还有各种上火的症状，包括早上起床有眼屎，眼睛干、酸、痒，口干舌燥、嘴破、口臭、大便颜色深、易怒、浅眠、失眠、皮肤过敏、长痘等。如果是这样的体质，想要怀孕的话恐怕会遭遇一些困扰。

其实，母亲的身体就像是孕育所有生物的大地一样，要提供生命所需要的养分和滋润，温暖的环境就是首要条件。只有调整好内部环境，胚胎才会容易着床和健康成长。一般来说，要想调整体质，在饮食方面要注意以下几点。

（1）早餐时搭配两种水果，分量是 1/2 个或是 6 颗。如苹果 1/2 个，葡萄 6 颗等。

（2）午餐时，搭配 2 种蔬菜，分量是煮好之后加起来 1 碗。

（3）晚餐则选择非叶菜类的根茎花果类蔬菜，只吃 1 种，分量是煮好后的 1/2 碗。当然，还要摄取适量的淀粉与蛋白质。这样的安排，就能为人体提供一天所需的营养。

另外，要想调整为温暖体质，还要避免食用生冷食物，平常除了水果之外，不摄取生食，比如生菜沙拉和生鱼片。除此之外，从冰箱里拿出来的冰水、饮料和食物等，也要在室温下放置 15 分钟以上退冰后再食用。而一些冰淇淋之类的冰品则是一定要忌口的。

体寒而容易阴虚火旺的人，除了要多摄取优质蛋白质和控制蔬果摄取量之外，还要忌食一些容易上火的食物。传统医学里的上火又分为"外火"和"内火"两种。外火指的是你吃进去的食物所引发的上火反应，内火则是指由情绪压力及熬夜所引发的上火。要解决外火问题，只要下定决心认真忌口即可。

如果长期有口干舌燥、口臭、嘴巴苦或是嘴破，眼干、酸、痒，肤色暗沉、脸上有黑斑等情形，就意味着肝火旺。在饮食方面要尤其要避免食用辛香料，包含香油、沙茶、辣椒、咖喱、红葱头、麻油以及各种食品添加剂等。另外，坚果类如芝麻、花生、杏仁、核桃、开心果、南瓜仁等，也要尽量避免。

✳ 健康体质需要的三种营养素

女性在孕前做好各方面的准备，才能为胎宝宝的健康成长、顺利出生提供保障。为了保证孩子的发育，女性要尤其要做好营养准备，最好了解必要的营养知识，为即将到来的妊娠储备，并且根据个人的身体状况，制订一个合理的孕前饮食计划，从容迎接即将到来的孕期。一般来说，有三种物质是女性在备孕期需要注意补充的。

1 维生素

维生素在参与性器官的生长发育、生精排卵、生殖怀孕以及各种营养素的代谢等方面都发挥着重要作用。如维生素 E 可增强精子活力，促进男女性欲。许多研究证实，体内具有足够维生素 C 的男性，会有较健康的精子，男性摄入维生素 C 越多，防止DNA 被破坏的能力就越强。因此，夫妻都要多补充富含维生素的食物，如乳类、蛋类、动物肝脏、植物油、芝麻及其制品、瘦肉、大枣、核桃、胡萝卜、番茄、卷心菜、莴笋和水果等，但要注意，维生素不能少，但也不能过量，否则同样会对身体造成损害。

2 能量

人体的一切生命活动都需要能量，如物质代谢的合成反应、肌肉收缩、腺体分泌等。而能量的主要来源就是食物。如果人体每日摄入能量不足，机体就会运用自身储备的能量甚至消耗自身的组织以满足生命活动的能量需要。整个孕期额外增加的总能量为 80 000 卡路里。怀孕 4 个月以后应每天比相同体力非孕期妇女增加 200 卡路里的能量。

孕妈妈的能量来源很多种，比如糖类、脂肪、蛋白质等，最主要的来源是糖类，人体内总热能的 60%～70% 的能量来自食物中的糖类，主要是由大米、面粉、玉米、小米等富含淀粉的食物供给的。因此，孕妈妈每天要保证每天摄入一定量的主食，才能为身体补充足够的能量。

通常来说，孕期能量的摄入量应与消耗量保持平衡，过多摄入能量，母体体重过高，对母子双方无益。能量摄入过少，对胎儿发育和母体自身也会有很大影响。

3 蛋白质

蛋白质对人体的作用分别是：构成和修复组织、调节生理功能和供给能量。人体各组织、器官无一不含蛋白质。同时人体内各种组织细胞的蛋白质始终在不断更新，只有摄入足够的蛋白质才能维持组织的更新。一般女性平均每天需蛋白质约 60 克，但妇女在怀孕期间，蛋白质的需求量增加，以满足胎儿生长的需要。怀孕后期也需要储备一定量的蛋白质，以供产后的乳汁分泌。在怀孕的早期、中期、晚期，孕妇每天应分别额外增加蛋白质 5 克、15 克和 20 克。

对于备孕期的女性来说，补充蛋白质时，要注意必须增加优质蛋白的摄入量，富含优质蛋白的食物主要是各种动物性食物，如各种肉、蛋、奶以及大豆和豆制品等。由于动物性蛋白质在人体内的吸收利用率较高，而存在于主食、坚果中的植物性蛋白质的吸收利

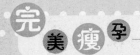

用率较差，因此每天食用的蛋白质最好有 50% 来自动物，50% 来自于植物。

一般来说，妇女孕前营养补充的目标是，到怀孕时能比一般人体质稍好即可。妇女在准备怀孕的前 3 个月就要开始多吃瘦肉、蛋类、鱼虾、动物肝脏、豆类及豆制品、新鲜蔬菜、时令水果等，同时主副食谱应搭配合理，且要多样化，不偏食，不素食，不依赖滋补品进补。

※ 补钙要从孕前开始

很多女性认为，从怀孕后开始补钙也没事，事实上补钙应从准备怀孕时就开始。女性从准备怀孕的时候起，如果发现自己缺钙，最好能每天摄取 600 毫克的钙量，并停止减肥。这是因为女性身体脂肪量的突然增加或减少，都是破坏激素平衡的重要原因。例如，

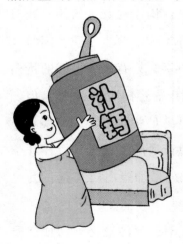

女性脂肪量如果降到 18% 以下，身体雌性激素的分泌量就会减少。这不仅会导致月经不调，骨密度也会降低。骨密度低下的女性，在怀孕期或哺乳期易引起头发脱落、牙齿变脆，也是女性闭经后易患骨质疏松症的原因。

如果女性能从准备怀孕的时候就开始补钙是非常理想的，这时人体所需的钙为每天 800 毫克左右，除了从食物中摄取外，需要每天额外补充 200～300 毫克的钙剂。准妈妈补钙最迟不要超过怀孕 20 周，因为这个阶段是胎儿骨骼形成、发育最旺盛的时期。应在饮食中适当选择一些富含钙的食物。

调整饮食习惯，消除营养隐患

专家指出，在做怀孕的准备之前，男女双方首先要关注的不是如何保持苗条，而是如何通过饮食调养消除自己体内的营养隐患，以免怀孕后影响自身健康，并妨碍胎儿健康地生长发育。那么，在孕前要注意哪些饮食问题？下面我们就来一起来看看吧。

1 偏食

偏食是人们日常生活中最常见的现象，有的女性偏爱食用鸡鸭鱼肉和高档的营养保健品，而有的人只吃素菜；有的人不吃内脏（如猪肝）等，有的人不喝牛奶、不吃鸡蛋。这些都可造成营养单一，对于想做准妈妈的女性而言，偏食挑食会严重影响营养的正常吸收，会对妊娠造成不良影响。

2 食品过精、过细

孕前和处于孕期的女性是家庭的重点保护对象，为了宝宝的健康总是吃一些过精、过细的食物，比如精米、精面等，不吃粗粮，但这样往往会造成部分维生素和纤维素的严重缺乏和不足。

3 大量食用辛辣食物

辣椒、胡椒、花椒等调味品刺激性较大，多食可引起便秘。若计划怀孕或已经怀孕的女性大量食用这类食品，会出现消化功能障碍。

4 吃过甜、过咸或过于油腻的食物

尽量少食味道偏重的食物，比如偏甜、偏咸、偏油的食物。糖代谢过程中会大量消耗钙，吃过甜的食物会导致孕前和孕期缺钙，且易增加体重；吃过咸食物容易引起孕期水肿，但也不能一点盐都不吃；油腻食品容易引起血脂增高，体重增加。

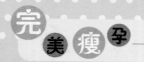

5 **摄入过多的植物脂肪**

如豆油、菜油等，造成单一性的植物脂肪过高，对胎儿脑部发育不利，也会影响母体健康。应适当摄入一定量的动物脂肪，如肥肉等。

父母的不良饮食习惯会直接影响宝宝的成长，若想宝宝健康、聪明，就要在孕前做好优生措施，培养健康的饮食习惯和生活方式，从根本上消除营养隐患，为宝宝的到来做好准备。

备孕要多吃这些食物

1 **水果**

女性孕前多吃水果，储备足够的相关营养成分，对未来胎儿大脑的发育有很大的好处。胎儿在生长发育过程中，细胞不断地生长和分裂，而合成细胞的每一个步骤，都需要大量天然的有机化合物来促成，这种具有催化作用的特殊物质就是维生素。经常食用水果的人，体内一般不会缺乏维生素。

2 **小米、玉米**

每100克小米和玉米中蛋白质、脂肪、钙、胡萝卜素、维生素 B_1 及维生素 B_2 的含量均是大米、面粉所不及的。营养学家指出，小米和玉米是健脑、补脑的有益主食。

3 **海产品**

海产品可为人体提供易被吸收利用的钙、碘、磷、铁等无机盐和微量元素，对于大脑的生长、发育及防治神经衰弱有着极高的效用。

4 芝麻

据《本草纲目》记载，芝麻具有"补气、强筋、健脑"的效果。黑芝麻含有丰富的钙、磷、铁，同时还含有优质蛋白质和多种对人体有重要作用的氨基酸，这些氨基酸均为构成脑神经细胞的主要成分。

5 核桃

核桃的营养丰富，其中脂肪占 63%～65%，蛋白质占 15%～20%，糖占 10% 左右。其他如磷、铁和维生素 A、维生素 B_1、维生素 B_2 等营养成分的含量也比较高。据测定，500 克核桃仁相当于 2500 克鸡蛋或 4500 毫升牛奶的营养价值，多吃核桃对大脑神经细胞非常有益。

6 黑木耳

每 100 克黑木耳的含钙量高于紫菜，含铁量高于海带。黑木耳所含的胶质可以把残留在消化系统中的灰尘和杂质吸附、集中起来并排出体外，从而起到清洗肠胃的作用。黑木耳还具有帮助消化纤维一类物质的特殊功能，以及滋补、益气、养血、健胃、止血、润燥、清肺、强智等效用，可用于滋补大脑和强身。黑木

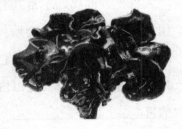

耳还可以和其他菜肴配合烹调。黑木耳炖大枣，具有止血、养血的功效，是适合孕前食用的补养品；黑木耳与黄花菜共炒，可收到补上加补的效果。

7 花生

花生含有极易被人体吸收利用的优质蛋白。花生产生的热量高于肉类，是牛奶、鸡蛋无法媲美的。花生中还富含各种维

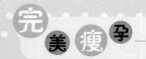
生素、糖、卵磷脂、人体必需的精氨和胆碱等。准备怀孕的女性可经常食用花生仁（花生仁表层的红皮可治疗贫血，不要丢弃），可将其与大枣、桂圆肉、糯米一起煮食。

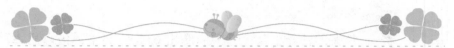

优生，让美食散发正能量

❋ "三低一高"，身体更健康

孕妈妈在饮食方面要保证健康，就要把握"三低一高"的原则，也就是"低盐、低油、低糖、高纤维"的原则。

首先，准妈妈平常在外面用餐时，餐馆调味一般都很重、烹调用油加得很多，多食会增加身体负担。宜选择烹调口味较清淡的餐馆，也可以要求大厨给自己的菜少放点盐、植物油、味精。如果还是觉得过咸、过油，可以准备一碗汤或开水，把食物放在汤里涮一下再吃。

其次，还要注意食物的烹调方式，清蒸和油炸的食物在热量和油脂含量上就有很大差异。油炸食物不要吃得太频繁，此类食物不但热量及油脂含量高，烹调过程中也容易产生自由基等危害身体健康的物质。

然后，在饮料方面，适宜选择牛奶、豆浆及无糖或低糖茶类饮料。

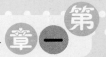

上班族应当设法多摄取蔬菜、水果，以补充维生素、矿物质及膳食纤维，而且最好是买新鲜水果来吃，加工过的水果会让人担心卫生及添加剂问题。

最后，可以多吃五谷饭、糙米饭来代替白米饭，粗粮中的维生素、矿物质和膳食纤维含量较高。

❋ 精盐——不可忽略的美食搭档

烹调离不开调味品。一道菜是否好吃，调味品往往能起到关键作用，而在所有的调味品中，精盐是最不可或缺的。女性在备孕和怀孕期间有许多饮食方面的因素要注意，但是往往会忽略掉食盐方面的注意事项。

根据国家有关政策，精盐是由盐业公司统销的，且强制加碘。加碘盐是孕妇摄入碘的主要途径，虽然碘是婴幼儿发育很重要的微量元素，但市场上的普通盐已对碘进行了强化，没必要吃碘含量更高的盐。其实，除了加碘盐外，海藻类产品、孕妇奶粉中也含有碘，可以说很多孕妇专用食品中都有碘这一微量元素，这样一来，孕妇所需的碘量就足够了。只要合理搭配饮食，孕妇体内的碘是不容易缺乏的。孕妇用盐，普通低钠盐就可以了。

人体为了维持身体内环境的稳定，吃进去的钠与排出来的钠是相等的。当肾脏发生病变功能减退时，可使排钠减少，失去水电解质的平衡，引起血钾升高，导致心脏功能受损。因此，孕妇的食盐量应根据身体所需而定。

如果孕妇多吃盐，就会加重水肿且使血压升高，甚至引起心力

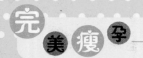

衰竭等疾病。由于钠离子是亲水性的，会造成体内水的潴留，开始时会使细胞外液积聚，如果积聚过多，会导致孕妇水肿。过多的钠会加重妊娠中毒症的三个症状，即水肿、高血压和蛋白尿。

※ 饮水也有学问

水，滋润着自然万物，一个人可以几天不吃东西，但若连续几天不补充水分，就会影响健康甚至死亡。没有水，人很快会因中毒

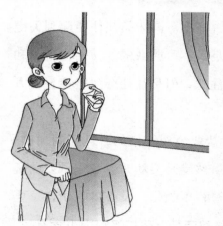

而死，毒物正是人体自然代谢的产物。肾脏排泄掉的尿酸和尿碱必须溶解在水中，随尿液排到体外，而如果没有补充足量的水，这些代谢产物就不能够被有效地清除，可能会造成肾结石。水对于人体消化和代谢过程中所必需的化学变化来说，也是必不可少的。水可以将氧气和各种营养物质带到机体细胞中，并且有助于调节体温。水还有润滑全身各部位关节的作用。

人的每一次呼吸都需要水的参与。因为肺必须在一定的湿度环境下才能吸入氧气，呼出二氧化碳。水还是天然的良药，调查和研究表明：每天大量饮水，能增强机体的抵抗力，防止疾病的发生。一个健康的成年人，每日需饮水 1500~2000 毫升，如果运动量较大或是气候干燥，则还需适量增加饮水。

矿泉水的水质纯净适口，含有人体所需的多种微量元素，具有

调节人体功能的效用，已得到国际医学界的一致公认。特别是矿泉水中含有较多游离的钙离子，对人体电解质平衡、调节大脑皮质和神经系统的兴奋性、促进骨髓生长发育、腺体分泌、维持身体的正常生理功能等都具有举足轻重的作用。矿泉水的保健作用，还表现在它对一些慢性疾病如习惯性便秘、神经衰弱、消化不良、高血压、冠心病及皮肤瘙痒症等有较好的辅助疗效。

此外，女性的最佳饮料还有新鲜的凉开水。清晨饮一杯凉开水，能很快被排空的肠胃吸收利用，它可以稀释血液、扩张血管并增强血管弹性，加快血液循环，降低血压，防止心、脑血管疾病的发生，使人体恢复正常的生理状态。

经常饮用凉开水，还可以洗涤肠胃，防治便秘，改善内分泌及心、肝、肾的生理功能，兴奋肠胃，促进胃液分泌，增进食欲，预防感冒及某些皮肤病、关节炎和咽喉炎等，还可使皮肤保持滋润细腻而富有弹性和光泽，真正起到保健作用。

从准备怀孕时起，最好能养成经常饮用凉开水的习惯，这种良好的习惯对于整个孕期的健康都大有裨益。

❋ 多食用绿色食品，避免食物污染

准备怀孕的女性增加营养本无可非议，但有些食品不但对人体无益，反而会影响即将诞生的小宝宝。因为怀孕早期的胚胎发育很容易受外界有害物质的影响，以至发育畸形或流产，那么，哪些食物不适合备孕期的女性食用，以及如何避免食物污染呢？

（1）油炸食品易导致心血管疾病，含致癌物质、破坏食品中的

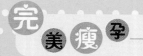

维生素，使蛋白质变得不易消化吸收。腌制类食品易导致高血压，使肾脏负担过重，导致鼻咽癌，对肠胃等消化系统有害。

（2）加工类肉食品。很多加工类肉食品含有较多硝酸盐。汽水类碳酸饮料含磷酸、碳酸，会带走人体内大量的钙。喝后有饱胀感，影响食欲。

（3）方便类食品盐分过高，含防腐剂、香精，会损害肝脏。罐头类食品缺乏维生素，食材在加工的过程中蛋白质发生了变性；热量过高，所含营养成分比较少。

（4）果脯、蜜饯类食品含致癌物质亚硝酸盐、防腐剂、香精，糖分过高，对身体健康不利。

（5）冷冻甜品类含奶油和糖分较高，极易引起肥胖。

（6）烧烤类含致癌物质苯并芘，多吃会影响健康。

（7）应当尽量选用新鲜的天然食品，避免吃含有食品添加剂、色素、防腐剂的食物；蔬菜要充分清洗干净，必要时可浸泡一下；水果宜去皮后再食用，避免农药污染；尽量饮用白开水，避免饮用各种咖啡、饮料、果汁饮品。

（8）炊具的选择。尽量使用铁锅或不锈钢炊具。并不是所有塑料容器都可以加热，无论是 PVC 材质或其他塑料材质，在高温下都易产生毒素，因此，应尽量避免以塑料容器装盛食品加热。

（9）微波炉的使用。利用微波炉加热食物，假如使用方式不正确，会对人体产生不良的影响。一般微波食品，都注明了食物烹调的时间以及适用火力大小，如果超过承受温度的范围，就会产生不良的化学毒素，影响身体健康。

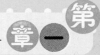

※ 优生饮食6忌

1 忌常吃高糖食物

常吃高糖食物，会使人体吸收糖分过量，这样可刺激人体内胰岛素水平升高，使体内的热能、蛋白质、脂肪、糖类代谢出现紊乱，引起糖耐量降低，血糖升高，甚至成为潜在的糖尿病患者。孕前夫妻双方尤其是妻子，经常食用高糖食物常常可引起糖代谢紊乱，如果孕前体内血糖含量较高，在孕期极易出现妊娠糖尿病，不仅会危害母体的健康，还会影响胎儿的健康发育和成长。另外，常食高糖食物还容易引起体重增加、蛀牙等问题，对怀孕不利。

2 忌饮咖啡

研究表明，咖啡对受孕有直接影响，每天喝1杯以上咖啡的育龄女性怀孕的可能性是不喝咖啡者的一半。准备怀孕的女性最好不要过多摄入咖啡。一些国外专家研究后认为，咖啡因作为一种能够影响女性生理变化的物质，可以在一定程度上改变女性体内雌激素、孕激素的比例，从而间接抑制受精卵在子宫内的着床和发育，体

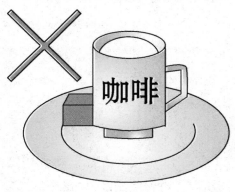

内大量沉积的咖啡因还会降低精子和卵子的质量，减少受孕的成功率。另外，喝咖啡过多，还会降低机体对铁质的吸收，而备孕期间则需要大量的铁营养素。

3 忌饮可乐类碳酸饮料

在对市场上出售的三种不同配方的可口可乐饮料进行

了杀伤精子的实验后，得出的结论是，育龄男子饮用可乐类饮料，会直接伤害精子，影响生育能力。若受损伤的精子与卵子结合，就可能导致胎儿畸形或先天不足。

专家们对育龄女性饮用可乐类饮料也提出了忠告，奉劝她们少饮或不饮为佳。因为多数可乐类饮料都含有咖啡因，很容易通过胎盘的吸收进入胎儿体内，危及胎儿大脑、心脏等重要器官的健康，会增加胎儿畸形或患先天性痴呆的概率。

4 忌吃腌制食品

在腌制鱼、肉、菜等食物时，容易产生亚硝酸盐，它在体内酶的催化作用下，易与体内的各种物质作用生成亚硝酸胺类的致癌物质。腌制食品虽然美味，但内含亚硝酸盐、苯并芘等，对身体有害。

5 忌生吃水产品

如果想怀孕就一定要避免各种感染，其中最容易忽视也最不容易做到的是注意调整一些不良的饮食习惯，比如吃生鱼片、生蚝等。因为这些生的水产品中未被杀死的细菌和有害微生物能导致流产或死胎。

6 忌食罐头食品

很多人都喜欢食用罐头食品，虽然罐头食品口味多、味道好，但在制作过程中会加入一定量的添加剂，如人工合成色素、香精、防腐剂等。尽管这些添加剂对成人影响不大，但对备孕的女性来说，食入过多则对健康不利，易导致畸胎和流产。另外，罐头食品经高温处理后，食物中的维生素和其他营养成分都已受到一定程度的破坏，营养价值不高。因此，计划怀孕的女性应尽量避免食用此类食品。

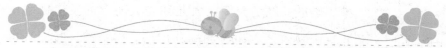

营养不是越多越好，体重不是越轻越好

✳ 补过头，分娩困难重重

怀孕期间如何科学进补？很多孕妇都认为在怀孕期间要大补特补，胎儿越大越健康，这种想法是错误的，不久前一产妇产下 12.5 斤巨婴，只因过度进补。可见孕期应该科学进补，避免胎儿太大。

在怀孕早期因为孕妇的身体内环境变化比较大，因此会出现诸多的不适，孕妇常常表现出烦躁、恶心、呕吐、喜怒无常等，此时孕妇体内才刚刚形成胚胎，胎儿还没有成形，因此孕妇不用过分进补，只要保证体内的营养充足即可，此时最重要的是注意休息。饮食方面以清淡可口、易消化为主，太油腻、不易消化的食物会加重孕妇反应，如果孕妇孕前身体虚弱，或者孕早期胎相不稳，可以根据医生的建议进补，切莫盲目大补，以免适得其反。进补过量，准妈妈和胎儿都易"受伤"。

1 对准妈妈的影响

孕期进补过度会增加准妈妈患上妊娠高脂血症或妊娠糖尿病的风险，体内的脂肪蓄积过多，还可能造成分娩困难。此外，还会加重准妈妈的心脏、肝脏等脏器的负担，分娩后体重恢复到孕前水平的时间会延长，产褥期卵巢功能恢复缓慢，产后推迟，甚至

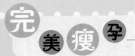

会出现一系列卵巢功能不良的表现。

2 对胎儿的影响

准妈妈进补过度会使巨大儿和先天畸形的发生概率增加，同时，胎儿官内缺氧、产伤（如颅脑损伤、肩难产、肢体骨折等）的发生率也增加，胎、婴病死率明显上升。出生后容易发生低血糖等各种并发症，成年后发生肥胖、高血脂、高血压、心脑血管疾病、糖尿病的危险性也有明显增加。

3 孕妇进补也有禁忌

（1）禁忌一：忌滥用药。不管是治疗的药物还是进补的保健药，建议孕妈妈都不要吃，如果因身体需求必须吃，一定要在医生的正确指导下吃。任何药物都是有副作用的，对正常人的肝脏和肾脏都会产生伤害，更何况是孕妇的肝脏和肾脏。同时，滥用药增加了胎儿畸形的概率。

（2）禁忌二：忌高糖类食品。吃糖能补充能量，但是不能过量吃糖，尤其是孕妇，因为孕期代谢糖类的功能下降，孕妇吃糖和甜食都会增加患妊娠糖尿病的危险系数。

（3）禁忌三：忌添加剂食品。孕妇想吃东西时通常都会解释成是肚子里的宝宝喜欢吃，尤其是零食。罐头、薯条、油炸食品，孕妇是万万不能碰的，其中含有大量的添加剂和油脂，不利于胎儿和孕妇的健康。

孕妇是家里的重点保护对象，但是不能因此就盲目进补，大量进补后也不利于孕妇产后的恢复，因此要根据医生的建议，补自己该补的营养。

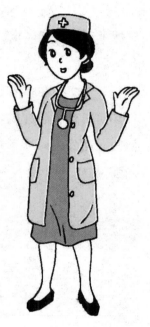

☀ 太胖或太瘦，对准妈妈都不利

相信各位备孕妈妈们都有一些孕前控制体重的意识了，太胖或太瘦都不利于受孕，就算受孕了也不利于宝宝的健康。无论身体过胖还是过瘦都应积极地进行调整，力争达到正常状态。那么女人怀孕前准备如何控制体重呢？

女人太瘦，脂肪不够正常数量时，就会出现内分泌紊乱，不易怀孕。太瘦的人雌激素水平容易低下，不容易受孕。这是因为此时女人的卵巢难以分泌出正常水平的雌激素，而引发月经周期性紊乱甚至于闭经。有数据表明，有6%的不孕症患者的病因是体重过轻。此外，过于骨感的女性容易营养不良，子宫内膜就像一片贫瘠的土壤，受精卵很难着床。

而女人太胖同样也难怀孕，就算怀孕了也会出现各种风险。准妈妈过度肥胖会导致孕期并发症增多。主要是妊娠高血压，其患病率为50%。另一个主要并发症是妊娠期糖尿病，肥胖准妈妈此病的患病率比一般准妈妈增加4倍。还有，肥胖使准妈妈发生流产、难产和死胎的可能性大大增加，新生儿的病死率也明显高于正常体重的新生儿。

女性孕前测量标准体重的方法有两种。

 方法一：用体重指数（BMI）来衡量理想体重

$$BMI = 体重（千克）\div [身高（米）]^2$$

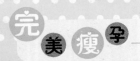

例如一名体重为 52 公斤，身高是 1.62 米的妇女，她的 BMI = 52/（1.62 * 1.62）≈ 19.8。BMI18 ~ 25 为正常，如果 BMI 低于 18 就应该在计划怀孕时增加体重，如果 BMI 高于 25 就应该在计划怀孕时适当减肥。

凡是超过标准体重 10% 者为偏重，超过标准体重 20% 以上者为肥胖，低于 10% 者为偏瘦，低于 20% 者为消瘦。超胖者要减肥，而超瘦者需要增加体重。

2 方法二：临床制定的标准体重

在临床围产保健中，体重低于 45 公斤或者高于 70 公斤都属于高危孕准妈妈，会增加怀孕期和分娩时的危险。所以，即便按上述公式计算不超标准者，如果不在这个临床标准当中，也要加强保健。

❋ 过胖、过瘦女性备孕期的体重调理

1 太胖的备孕女性如何减肥

肥胖的女性，可在医生的指导下，通过调节饮食来减轻肥胖。

（1）控制进食量主要指的是控制糖类食物和脂肪含量高的食物，米饭、面食等粮食均不宜超过每日标准供给量。动物性食物中可选择含脂肪含量相对较低的鸡、鱼、虾、蛋、奶，少选择含脂肪量相对较高的猪、牛、羊，可适当增加一些豆类，这样可以保证蛋白质的供给，又能控制脂肪量。少吃油炸食物、坚果、植物种子等食物，这些食物脂肪含量也较高。

（2）一日三餐是预防体重增加的一条铁定的规则，喜欢吃零食

的人很容易导致总热量摄入超标。虽说如此，但也不能过分地控制饮食。看电视、读书的时候不要吃，如果想吃，也要有所节制。

（3）注意不要多喝饮料和果汁。可多吃一些蔬菜水果，注意选择含糖少的水果，既缓解饥饿感，又可增加维生素和有机物的摄入。可选择热量比较低的水果作零食，不要选择饼干、糖果、瓜子仁、油炸土豆片等热量比较高的食物作零食。

2 太瘦的备孕女性如何增肥

（1）消瘦的女人怀孕前准备要开始增肥才能容易怀上宝宝。备孕的女性想增肥可以调节饮食，高蛋白质、高热量的饮食是增重的不二法门。浓缩的蛋白质与高热量食物，如重乳酪蛋糕、小西点、小蛋糕等，少量多餐、餐后适时补充帮助消化的木瓜酵素或综合酵素，以增加食物的消化、吸收、利用率。

（2）在睡前也可以吃宵夜来增肥，但要注意的是尽量在睡前两小时进食。在吐司上涂满果酱、花生酱、奶油等，再喝一碗肉汤、牛奶或豆浆。只要吃适量就好，以免吃得太饱，睡不着。

（3）合理营养的同时，如果能够进行适宜而有规律的体育锻炼与运动，不仅利于调整体重，还可以促进女性体内激素的合理调配，确保受孕时女性体内激素的平衡，受精卵的顺利着床，为怀孕及顺利分娩打下良好的基础。

为了孕妇和宝宝的健康，怀孕前把苗条的身材变得丰满一些，孕妇将更有女性和妈妈的韵味。只要有计划、有步骤地准备，合理营养、配合适宜的增肥运动，就一定能用最佳的身体状态去迎接新生命的来临。

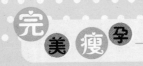

❋ 为"长胖"设置门槛

怀孕期间，准妈妈的体重是一定会增加的，将体重控制在一个合理的范围内，不仅是保证母子健康的重要因素，而且是准妈妈产后恢复身材的关键。准妈妈确认怀孕后，全家人都会关心她的营养问题。俗话说"一人吃、两人补"，这个时候准妈妈吃得少了，宝宝营养不足、发育不良怎么办？所以，热心的家人们会勤快地为准妈妈准备各种营养美食，大家关心的只是未来的宝宝是否健康、聪明，至于准妈妈体重飙升的问题，大家都会轻描淡写地安慰："没关系，生完孩子再减肥也不迟！"

调查显示，有27.3%的准妈妈认为，只要可以满足宝宝的营养需要，孕期体重就可以无节制增长；87.1%的准妈妈认为，孕期就是要吃得多、吃得贵、吃得精、吃得细才能补充最优质的营养。在这些观念的误导下，我国73%的孕妇孕期体重超标，妇产医院里超重的准妈妈比比皆是。

当然，如果准妈妈的体重与宝宝的健康聪明成正比，那么牺牲一下身材也值得。可实际上，准妈妈体重过高，不仅使准妈妈身材大走样，肚皮和大腿上也爬满妊娠纹，还可能引起一些病症。

有些准妈妈在编制孕期食谱时，希望能够尽量节食，以利于产后的身材恢复。她们把明星作为自己的辣妈榜样，坚决不肯因为生产沦落为臃肿的"中年妇女"。她们的孕期餐单食物用量很少，而且以素菜、水果为主，甚至不允许添加肉类食物，如鱼、虾、鸡肉等。这是非常危险的。因为孕期是个特殊时期，胎儿发育所需的养分，是由妈妈从食物中摄取经过消化后，再由血液运送，通过胎盘经由脐带输送而来的。

这一时期节食减肥会造成蛋白质和脂肪摄取不足，缺乏锌、钙等微量元素。这些营养物质的缺乏不仅影响准妈妈自身的健康，还会使宝宝在发育过程中因营养摄取不足发生某些先天发育缺陷。所以，准妈妈们必须在满足胎儿营养需要的基础上，维持身材，减肥瘦身，千万不能只顾着自己的苗条美丽，牺牲了宝宝的健康。

※ 孕期如何"长肉"

准妈妈要想管理好体重，可以根据个人的 BMI 指数有针对性地进行管理。BMI 即体重指数（Body Mass Index），是我们比较常见的用来判断胖瘦的数据，它是通过人的身高和体重的比例来估算一个人标准体重的一种方法。关于 BMI 在前面已经详细叙述，在此不做过多介绍。

对于标准型身材的准妈妈来说，只要注意合理饮食，不要让体重急剧增长，做一些适度的运动，一般不会出现什么大问题。至于偏瘦型身材的准妈妈，就需要特别注意饮食的均衡，加强营养，以免出现营养不良。如果准妈妈怀孕期间体重超标，那就一定要严格控制体重，摒弃"一人吃，两人补"的陈旧观念，防止妊娠并发症的发生。

不过，具体的体重增长情况还要因人而异。准妈妈们怀孕后体重增加的幅度和时间各异，孕早期体重增加显著的，并不一定代表整个孕期体重增长始终处于领先地位；有些准妈妈早期体重增加不明显，甚至不增反降，可到了后期却异军突起，几个月内就变成了超重孕妇。所以，准妈妈的体重并不总是均衡增长，只要增长幅度不是很大，就不必过于担心。如果体重增减异常，就需要及时请教

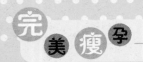

孕检医生，依照个人的需求来协助规划体重增加的比例，同时配合均衡饮食与适当运动，这对母子健康都有益处。

※ 准妈妈偏食该如何调理

孕期，很多准妈妈的口味都会有所变化，甚至会出现偏食的现象。然而，孕妇如果有偏食的现象就会直接影响到胎儿，胎儿通过羊水的味道、新生儿通过母乳的味道，来判断哪种口味的食物是安全的。实际上，宝宝认为"妈妈给我吃的东西都是安全的"。

如果母亲偏食，那么宝宝也不会喜欢母亲所讨厌的食物，当宝宝断奶开始吃固体食物后，会表现出与母亲接近的口味偏好。那么，孕妇偏食要怎么办好呢？一起来看一看偏食孕妇的解决办法。

1 少食多餐

妊娠反应较重的孕妇可以少食多餐，什么时候有胃口就什么时候吃。比如睡前和早起，坐在床上吃几块饼干、面包等，可以减轻呕吐，增加进食量。

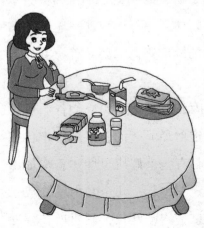

进食时要保持心情愉快。可以尝试在用餐时听听轻音乐，餐桌上放鲜花等，都可解除孕吐带来的烦躁，从而增加孕妇的食欲，保证胎儿正常发育。

选择易消化、易吸收的食物。一些容易消化的食物能减轻孕妇的偏食现象。动物性食物中的鱼、鸡、蛋、奶，豆类食物中的豆腐、豆浆，均易于消化吸收，并含有丰富的优质蛋白质，且味道鲜美，孕妇可经常选用。大米粥、小米粥、烤面包、馒头、饼干、甘薯，易消化吸收，含糖分高，能提高血糖水平，改善孕妇因呕吐引起的酸中毒。酸奶、冰淇淋等冷饮较热食的气味小，有止吐作用，又能增加蛋白质的供给量，孕妇可适量食用。

2 适宜的烹调方式

怀孕后，很多人饮食习惯发生变化，烹调时可用柠檬汁、醋拌凉菜，也可用少量香辛料，如姜、辣椒等，让食物具有一定的刺激性。冷食能减轻食物对胃黏膜的刺激作用，如凉拌双耳、凉拌茄泥或少量冰糕、冰激凌等。

❋ 准爸爸要多吃"助孕"的食物

1 多吃海产品

在妻子准备怀孕前的两三个月，丈夫不妨每天都吃些海产品，对强壮精子以及增加它们的活力非常有好处。海产品中海参、墨鱼、章鱼等，富含的精氨酸是精子形成的必需成分，这种成分是只能从食物中摄取。海产品还含有丰富的矿物质和微量元素，尤其是锌和硒对男性生殖系统正常结构和功能的维护有着重要作用。微量元素锌、硒都可以促进精子活力，因此日常应该多摄入锌、硒含量高的食品。

2 多吃韭菜、蛋黄、豆类、花生和植物油。

韭菜富含挥发油、硫化物、蛋白质、纤维素等营养物质，能温中益脾、壮阳固精。而蛋黄、豆类、花生和植物油中富含维生素 E，可以促进精子的生成，提高精子的活动度。

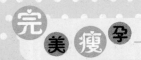

3 多吃豆芽、牛肉、虾、牡蛎、蘑菇、坚果等

豆芽在发芽时产生多种维生素，能够消除体内的致畸物质并且促进性激素生成。牛肉、虾、牡蛎、蘑菇、坚果等含有核酸，对人体生长、发育、繁殖、遗传等重大生命活动起关键作用。

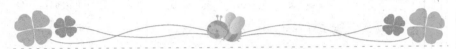

有备而孕，健康体检少不了

❋ 备孕期记得检查自己的身体状况

为了宝宝的健康，备孕期男女双方最好对自己的身体有个大盘点，看看自己的身体状况是否有利于孕育聪明可爱的下一代。以下几个方面是要特别注意的。

1 是否长期患有疾病

假使有病痛长期伴随，如糖尿病或癫痫，在打算怀孕之前就应告诉医生，医生可能要更换治疗所用的药物。因为这些药物可能对胎儿有不利影响，或者会使孕妈妈较难受孕。

2 有无遗传性疾病的家族史

有些疾病是有遗传性的，如血友病。在打算怀孕前最好先去看医生，因为医生会介绍孕妈妈去咨询遗传学专家，以便能估计出妊娠的危险性。

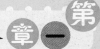

3 是否接触过有害化学品、射线和烟酒

铅、麻醉剂或 X 光都会影响受孕的机会或者给胎儿带来某种程度上的危害，所以必要时要告知医生你是否曾经对这些有所接触。孕前夫妻双方还要禁烟酒。

4 体重是否在正常范围内

理想的情况是：至少在受孕前的 6 个月内保持与身高相称的正常体重。如果你严重超重或体重过轻的话，就要去看医生并咨询医生如何获得正常体重。除非你有严重的体重问题，否则在妊娠期间千万不要节食。因为节食会使身体失去维持生命活动所必需的营养。

5 孕前情绪如何

如果你处于焦虑、抑郁或有沉重思想负担的精神状态下，最好暂时避孕，因为这不仅会影响精子或卵子的质量，也会在受孕后因情绪的刺激而影响孕妈妈激素的分泌，使胎儿躁动不安，影响其生长发育。

6 是否有过度疲劳的迹象

连续夜班、长途旅行、沉迷于夜生活、过度体力劳动、剧烈体育运动、过于集中并持久的脑力劳动等状况下是不宜受孕的，应选择双方都精神饱满、心情舒畅时受孕。

以上几个问题是我们不能忽略的，在决定怀孕前一定要来个大盘点。赶快行动吧！

❋ 孕前体检的项目

孕前夫妻双方进行健康检查是保证宝宝聪明健康的必要条件之

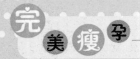

一。通过孕前医学检查和专家的优生指导，可以使年轻的夫妇孕前了解自身的健康状况，排除妊娠高危因素，并对影响优生优育的因素进行干扰，为优孕提供完备的条件，减少流产、畸胎及妊娠并发症的发生，从而实现优生。

1 孕前常规检查项目

（1）血常规检查：了解血色素的高低，如有贫血可以先治疗，再怀孕；了解凝血情况，如有异常可先治疗，避免生产时发生大出血等意外情况；了解自己的血型，万一生产时大出血，可及时输血。

（2）尿常规检查：了解肾脏的一般情况，其他脏器的疾病对肾脏功能有无影响，药物治疗对肾脏有无影响等。如果孕前发现母亲患有肾脏疾患，应该及时征求医生的意见，以便对是否适合孕育做出正确的决定。

（3）大便常规检查：查虫卵、潜血试验，检验粪便中有无红细胞、白细胞，排除肠炎、痔疮、息肉等病症。对于某些消化系统疾病和寄生虫感染，如果不及早发现，会造成流产、胎儿畸形等严重后果。

（4）肝功能检查：检查肝功能的各项指标，可诊断有无肝脏疾病、患病的程度以及评估临床治疗效果和预后。如果准妈妈患有病毒性肝炎，又没有及时发现，怀孕后会造成早产。甚至新生儿死亡。

（5）胸部透视检查：胸部透视检查有助于结核病等肺部疾病的诊断。患有结核病的女性怀孕后，用药会受到限制，影响治疗。而且，活动性的结核常会因为产后劳累而加重病情，并有传染给宝宝的危险。

（6）妇科内分泌全套检查：妇科内分泌全套检查有助于各种卵

巢疾病的诊断。例如，患卵巢肿瘤的女性，即使肿瘤为良性，怀孕后也常常会因为子宫的增大影响对肿瘤的观察，甚至导致流产、早产。

（7）白带常规检查：白带常规检查主要是排查一些生殖道致病微生物，如霉菌、滴虫、淋球菌、沙眼衣原体、梅毒螺旋体等。可引起胎儿宫内或产道内感染，影响胎儿正常发育，还会引起流产、早产。如有感染，应推迟受孕时间，先进行治疗。

2 孕前特殊检查项目

（1）染色体检测：染色体检测有助于及早发现先天性性腺发育异常（简称克氏病）和先天性卵巢发育不良综合征（简称特纳氏综合征）等遗传疾病。

（2）乙肝病毒抗原抗体检测：乙肝病毒能通过胎盘引起宫内感染或通过产道感染，导致胎儿出生后成为乙肝病毒携带者。所以，准妈妈怀孕前需要了解自己是否携带乙肝病毒。

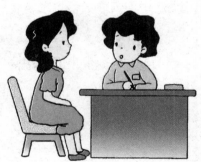

（3）性病检测：梅毒、艾滋病是性传染病，严重影响胎儿健康。若夫妻双方怀疑患有性病或曾患性病，应进行性病检测。若检测结果异常，请及时治疗。

（4）ABO溶血检查：ABO溶血检查包括血型和抗A、抗B抗体滴度的检测。当女性有不明原因的流产史或其血型为O型，而丈夫血型为A型或B型时，应检测此项，以避免宝宝出生后发生新生儿溶血症。

✳ 重视遗传病的检查

一般来说，染色体数目或结构异常，或者基因本身异常，都会导致遗传性疾病。仅受一对异常等位基因控制的疾病为单基因遗传病，受两对及以上异常基因控制的疾病为多基因遗传病。多基因遗传病具有家族群体遗传性，发病率低，需要一定的环境条件才会发病，高血压、糖尿病、哮喘等就属于多基因遗传病。

一般的遗传病为单基因遗传病，只在直系亲属间传递。显性染色体遗传病只要一对染色体中有一个带有致病基因就会发病。隐性染色体遗传病则需要一对染色体同时带有致病基因，或者致病基因只存在于 X 染色体（常见）或只存在于 Y 染色体（不常见）中。

遗传性疾病的检查项目：

1 夫妻双方既往病史及生育史

这些既往病史可以作为医生进行遗传病分析诊断的依据。

2 体格检查

有些遗传病通过对夫妻双方体格进行检查可以做出推断。

3 系谱分析

尽可能了解夫妻双方三代以上家庭成员的患病情况、婚育情况，然后提供给医生，用来制作遗传病系谱，据此可以分析和判断某种疾病的遗传方式。

4 细胞遗传学检查

主要包括染色体检查和性染色质检查。染色体检查又称核型分析，是确诊染色体病的主要方法。性染色质检查可以帮助分析对性别有选择性疾病的遗传可能性。

5 生化检查

对酶、蛋白质及其代谢产物进行检查、分析，这是诊断单基因病的首选方法。

6 DNA 基因检查

这种诊断方法准确度高，但较为复杂且花费较高。

✳ 大龄女性孕前要做的检查

不论是男人还是女人，生殖能力都会随年龄增长而逐渐减弱，女人最理想的生育年龄为 25～30 岁，年龄超过 35 岁的初产妇称为高龄初产。由于年龄增大，女性受孕机会变小，且自然流产率增加，孕期并发症也相应增加，故属于高危妊娠范畴，孕前和孕期都要加强检查。因此建议大龄女性如果准备怀孕，最好能够做下面的检查。

1 遗传方面

可抽血检查染色体和血型，进行基因分析。

2 生殖器方面

可以做 B 超了解子宫体、子宫颈、卵巢、输卵管的情况。

3 感染方面

需做白带和血液检查，以排除滴虫和霉菌；人乳头瘤病毒（HPV）；支原体、风疹病毒、巨细胞病毒感染。

4 内分泌方面

可抽血检查甲状腺功能、血糖和性激素。

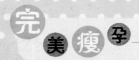

5 免疫方面

可抽血查抗精子抗体、抗卵磷脂抗体、抗子宫内膜抗体、狼疮因子等。

6 环境方面

可做微量元素检测或对有异味的环境进行检测。

☀ 做好疫苗接种

每个准备做妈妈的人都希望在孕育宝宝的十个月里平平安安，不受疾病的侵扰。虽然加强锻炼、增强机体抵抗力是根本的解决之道，但针对某些传染疾病，最直接且最有效的办法就是注射疫苗。

1 风疹疫苗

风疹病毒可以通过呼吸道传播，如果女性感染上风疹，怀孕后有 25% 的可能性会出现先兆流产、早产、胎死宫内等严重后果。可能会导致胎儿出生后出现先天性畸形，例如先天性心脏病、先天性耳聋等。因此，最好的预防办法就是在怀孕前注射风疹疫苗。

风疹疫苗至少应在孕前 3 个月予以注射，因为注射后大约需要 3 个月的时间，人体内才会产生抗体。疫苗注射的有效率在 98% 左右，可以达到终身免疫。目前，国内使用最多的是风疹、麻疹、腮腺炎三项疫苗，称为麻风腮疫苗，即注射一次疫苗可同时预防这 3 项疾病。但如果女性对风疹病毒已经具有自然免疫力，则无须接种风疹疫苗。

2 乙肝疫苗

我国是乙型肝炎的高发地区，被乙肝病毒感染的人群高达 10%。母婴垂直传播是乙型肝炎的重要传播途径之一。一旦传染给孩子，他们中的 85% ~ 90% 会发展成慢性乙肝病毒携带者，其中 25% 在成年后会转化成肝硬化或肝癌，因此应及早预防。

乙肝疫苗应按照 0、1、6 的程序注射。即从第一针算起，在此后 1 个月时注射第二针，6 个月时注射第三针。加上注射后产生抗体需要的时间，至少应该在孕前 9 个月进行注射，免疫率可达 95% 以上，免疫有效期在 7 年以上。如果有必要，可在注射疫苗后五六年时加强注射一次。一般注射 3 针需要 4 支疫苗，高危人群（身边有乙肝患者）可加大注射量，一般需要 6 支疫苗。

这两项疫苗在注射之前都应该进行检查，确保被注射的人没有感染风疹和乙肝病毒。

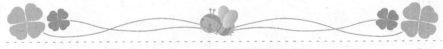

运动有方，有活力更有"孕"气

❋ 适当进行锻炼，降低妊娠危险

无论是否怀孕，体育锻炼对你都是有好处的。当然它也是健康妊娠的重要部分，在怀孕前制订一个好的锻炼计划，可以使你更好地控制体重。同时，加强锻炼也可帮助将来的分娩。

怀孕会让人感到精疲力竭，但是有规律的锻炼能够帮助你更加精力充沛地度过每一天，完成繁重的日常工作。锻炼能强壮你的心血管系统，这样就不那么容易感到疲惫了。无论是购物，还是参加

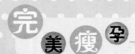

漫长的会议，你都能轻松应付。

从整体上来说，有规律的锻炼还能增强抵抗力，减少孕期因感冒带来的麻烦，使你的肌肉变得柔韧和强壮，帮助你更好地应付怀孕带来的种种疼痛和不适。比如，拉伸运动能缓解背痛，散步能改善循环功能。

你的身体锻炼得越好，在分娩的时候就越有力气。生孩子就像马拉松赛跑一样，需要耐力、信念和精力高度集中。虽然并没有这方面的具体统计，但通过锻炼为分娩做准备应该可以使分娩轻松些，甚至能缩短孩子分娩的时间。

生孩子是一次改变人生的重要经历，它会让你同时感到欣喜若狂、不知所措和焦虑恐惧。一项研究发现，体育锻炼能提高人体内的血清素水平，这种大脑中的化学物质会影响人的情绪，让人心情愉快。

✳ 孕前运动的注意事项

孕前运动的目的是为了保证身体的健康，为孕育新的生命做好准备，运动时要结合自身的身体状况，循序渐进、劳逸结合，切不可超出身体的承受能力，让运动成为身体上、心理上的负担，得不偿失。

孕前运动要掌握好运动的量与度，在保证安全的前提下，强健身体，使身心受益。

（1）每周至少锻炼 3 次，每次 20～30 分钟。

（2）在开始运动之前，先进行 5 分钟的热身运动，运动结束前，再进行 5 分钟的放松运动。

（3）运动时要穿着舒适，包括有支撑的胸罩，性能好的运动鞋。

（4）在运动期间要喝足量的水。

（5）激烈运动的时间不要超过 20 分钟。

（6）在天气闷热、潮湿时，不要运动。

（7）自觉有怀孕症状后，要先暂停运动。确认身体状况后，合理安排运动时间，进行安全的孕前运动。

运动选择要男女有别。选择体育锻炼的方式时，应注意由于男女生理结构不同所带来的差异。对于女性来说，力量小，耐力较差，但是柔韧性和灵活性较强，因此适宜选择健美操、瑜伽、游泳、慢跑等对体力要求较低的运动。而男性的锻炼方式相比女性来说，选择的余地大得多。锻炼时方法要适当，同时要量力而行，避免对身体造成不必要的损伤。

由于机体的变化是一个缓慢的过程，因此，不管选择什么样的锻炼方式，都要循序渐进，坚持不懈。最好在运动时配上音乐，以增加趣味性，将锻炼坚持下去。

❋ 孕前运动要选择对的时间

1 一日美体在于晨

早上起来梳洗后，就要开始一天的减肥历程了。由简单的运动开始，先做 50 个仰卧起坐或者伸展一下肌肉。早上的运动，除了能激励运动士气，还可以加速新陈代谢，加速身体燃烧脂肪，向肥肚腩说再见。不妨再加一点点心思，边做仰卧起坐边计划怎样增加今天的运动量。例如，午餐不在单位吃，而是自己出去找家饭店吃，多走 20 分钟，多消耗掉 100 卡热量，这样一来一回就可

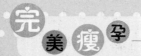

将肚腩的肥肉减少一点。

2 饭前做什么运动比较好

快走是最好的饭前运动。为避免饭前运动时血糖太低引起晕厥，每天下午 3 点左右一定要吃一些点心（热量控制在 150 ~ 200 千卡）。

3 晚餐前做点运动

一般人晚餐多会吃得比较丰盛一点，以慰一日来的辛劳，加上中餐与晚餐之间往往隔了较长的时间，在饥饿感的驱使之下，也会吃得比较多。晚餐后，大部分人会坐下来看电视，看完就洗澡睡觉，结果吃进去的东西在热能消耗量低的情况下，几乎全部转变成体重储存起来了，这样长期下来，不变胖才怪呢！建议下班回家后第一件事，是先做点适度运动再吃饭，如此可以调整食欲。如果你是公车族，也可以早一站或两站下车，然后以快走的方式走回家，如此一样可以达到适度运动的目的。

4 睡前运动有利于减肥

为什么睡前运动可以产生良好的效果呢？一般来说，运动后数小时内的热量消耗，都会比运动前每小时高出数卡至数十卡。想想看，如果吃完晚餐两小时后运动 30 分钟，再洗个澡，然后上床，那么即使是睡觉，体内也仍然在继续消耗热量，这是很好的瘦身和安神方法。

※ 体操帮你减轻妊娠压力

孕前女性可以针对怀孕后及产后可能出现的一些身体问题，有针对性地加强胸、腹、背、腿等身体部位的锻炼，为轻松地度过孕期、顺利分娩做好准备。

1 胸部训练

胸部的紧实、提升，能更好地促进产后的形态恢复，提高肺活量，增强心脏摄氧能力以及更好地保持身体姿态。

方法：胸部伸展、俯卧撑。

2 腹部训练

腹部肌肉能保护腰椎。加强其弹性，以备应对怀孕后日渐加重的腹部。腹肌锻炼能使骨盆保持在正确的位置，确保胎儿的安全。盆腔内小肌肉力量及控制能力的提高，有助于顺利生产，以及生产后的性能力恢复。

方法：提肛训练、静立蹲、上固定式卷腹、下固定式卷腹、侧卷腹。

3 背部训练

孕期女性腰部需要承受的力量不断加大，会感到不同程度的不适。坚强的背部肌肉，能更好地保护躯干，保持脊柱的中立状态，使内脏不受压迫，保证其功能的正常运转，使循环系统的工作能力发挥到最大限度，提升整体状态。

方法：划船、坐姿肩胛后收、肩胛内旋外旋。

4 腿部训练

保持和加强腿部肌肉力量及弹性，能更好地支撑身体，保证孕期体重增加后的正常生活。腿部训练能提高肌肉柔韧性，提升血液回流能力，减缓下肢水肿状态，从而提高整体身体机能。大腿后侧肌肉弹性差，韧带过于紧张会使臀部下垂。

方法：宽距分腿下蹲、健身球下蹲、箭步蹲。

❋ 锻炼骨盆，孕期身体不变形

骨盆是由鹘骨和两侧髋骨构成，形状如盆，所以称为骨盆。女性骨盆一般比男性的更宽、更轻、更浅并且更圆，这样分娩时胎儿的头和身体才易于通过。另外在女性的两边的骨盆交接处的关节也没有男性的硬，从而分娩时骨盆可以扩大。女性的骨盆是天生为分娩设计的，对于女性来说，骨盆和盆腔的运动同样非常重要。

1 骨盆前后运动

双脚同肩宽站好（不要穿高跟鞋），在上半身不动的情况下将脚跟提起放下。直到做到上下用力分开，上半身完全不受影响，不参与发力才算合格，如果你的头一上一下地跟着动就还没有过关。

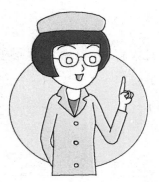

2 骨盆左右运动

站立，双手各掐同侧骨盆，然后让骨盆平转，左边骨盆向前，同时右边骨盆向后，然后反过来做，重复上述操作。

需要极力避免的是单侧环绕运动，不要让一侧骨盆动得更多另一侧骨盆动得更少，或者一侧骨盆动得早另一侧骨盆动得晚，要同动。骨盆虽然只有一个，但是大多数人的骨盆运动习惯于一侧绕着另一侧运动，不习惯两侧同时运动，但是只有两侧同时动才会让上半身处于稳定状态。

3 运动可防骨盆变形

从医学角度说，只有在女性绝经后晚期，骨质疏松严重或发生骨折的时候，才会产生骨盆变形。也就是说，当身体衰弱或绝经期后期，雌激素水平下降导致钙流失，出现严重骨质疏松或发生骨折时，骨盆有可能发生变形。所以要想防止骨盆变形，防止骨质疏松是关键。而骨盆运动恰恰可以做到这一点。所以，如果你不想让你的骨盆变形，就加入骨盆运动的行列里来吧！

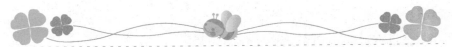

备孕期瘦孕食谱

豆末小米糊

原料

小米面 300 克，黄豆 100 克，豆腐皮、粉条、花生米、菠菜各 50 克，芝麻 30 克，精盐、花椒粉各适量。

做法

❶将黄豆用水泡胀，搓成豆瓣，洗净。

❷花生米洗净，用水泡胀。

❸将豆腐皮洗净，切成条；粉条泡软，切成段。

❹菠菜择洗干净，切成段。

❺拣净芝麻中的杂质，漂洗干净，炒熟，放在案板上擀碎。

❻将小米面放入盆内，加水调成糊状。

❼锅置火上加入水，放入黄豆瓣、花生米同煮，待黄豆瓣熟时，加入精盐，倒入小米糊，边倒边搅，搅匀后，再放入豆腐皮、粉条，同时要不停地进行搅动。

❽锅开后，再用小火煮 2 分钟，然后放入菠菜，再用大火烧开，撒入芝麻、花椒粉搅匀即可。

鸡丝莼菜粥

原料

大米 100 克，鸡肉 75 克，莼

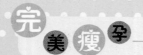

菜35克，金华火腿25克，鸡汤、葱末、精盐、料酒、水淀粉各适量。

做 法

❶将鸡肉洗净，切成细丝，加入精盐、料酒、水淀粉拌匀，腌渍片刻；将火腿洗净、切丝。

❷将腌过的鸡肉下入开水中烫透，再放入大米煮成的粥中，加入莼菜、火腿丝、鸡汤和精盐继续煮，最后撒上葱末即可。

肉丝榨菜

原 料

猪瘦肉100克，鲜榨菜200克，精盐、鸡精、白糖、姜丝、葱丝、植物油各适量。

做 法

❶将猪瘦肉洗净后，控去水分，顺肉丝切成1厘米宽、5厘米长的肉丝；榨菜洗净，切成和肉丝大小相同的丝。

❷用旺火把植物油烧热，放入葱丝、姜丝爆锅，再放入肉丝爆炒，待肉丝变色后将榨菜入锅

一起翻炒几下，再依次下入精盐、鸡精、白糖，翻炒均匀后出锅即成。

小米蛋奶粥

原 料

小米100克，牛奶300克，鸡蛋2个，白糖适量。

做 法

❶将小米淘洗干净，放入锅中煮至小米涨开。

❷鸡蛋磕入碗内，打散。

❸锅内加入牛奶继续煮至米粒松软烂熟，倒入鸡蛋液，加少许白糖熬化即可。

牛奶麦片粥

原 料

燕麦片100克，牛奶30克，黄油、白糖各适量。

做 法

❶将燕麦片加适量清水用旺火烧开。

❷放入牛奶，煮约10秒钟后，下入白糖、黄油，煮至麦片

熟烂即可。

鲫鱼炖豆腐

原 料

鲜活鲫鱼2尾（约600克），鲜豆腐2块（共200克），高汤700毫升，香菜、姜丝、葱丝、鸡精、精盐、胡椒粉各适量。

做 法

❶将鲫鱼鳞刮净，去掉鳃、内脏，用清水冲洗干净，控干膛内的水，在鱼身两侧各打几刀花刀待用。

❷豆腐冲洗一下后，切成各边长约为4厘米的正方形块；香菜洗净后切成5厘米长的段。

❸取大号炒锅一只，下入高汤后置火上。然后分别下入鲫鱼、豆腐，用中火烧开后改用小火慢煨。

❹当鱼身酥烂、汤泡发后，下入姜丝、葱丝等调好口味，再炖片刻后下入香菜、精盐、鸡精、胡椒粉即可食用。

茭白炒鸡蛋

原 料

鸡蛋2个，茭白300克，葱花、植物油、精盐、高汤各适量。

做 法

❶茭白去皮洗净，切丝备用；将鸡蛋洗净，打入碗内，加少量精盐调匀备用。

❷锅内加入油烧热，倒入鸡蛋液，炒出蛋花。

❸另起锅放入植物油烧热，放入葱花爆香后放入茭白丝翻炒几下，加入精盐及高汤，继续翻炒。

❹待汤汁收干、茭白熟时倒入炒好的鸡蛋，翻炒均匀即可。

酱肉四季豆

原 料

牛肉、胡萝卜各100克，四季豆200克，姜2片，黑胡椒牛排酱1包，醪糟半小匙，淀粉、香油、植物油、精盐各适量。

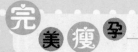

做 法

❶牛肉洗净，切成0.5厘米左右粗细的丝，放入碗中，加入黑胡椒牛排酱、醪糟、淀粉，搅拌均匀，腌10分钟左右；四季豆洗净，斜切成丝备用；胡萝卜和姜洗净去皮，切丝备用。

❷锅内加入植物油烧热，加入姜丝爆香，再加入腌好的牛肉丝，大火翻炒几下，盛出备用。

❸锅中留少许底油烧热，依次加入四季豆丝、胡萝卜丝，用中火炒匀。

❹加入适量清水，小火焖煮至豆熟后将牛肉丝倒入拌匀，加入精盐，淋上香油即可。

清蒸鲫鱼

原 料

500克以上的新鲜鲫鱼1条，葱、姜、调料各适量。

做 法

❶将鱼去鳞、鳃、肠、肚，洗净后放置在菜盘中备用；葱、姜洗净切丝备用。

❷向锅内加上水，再将盘中的鱼加葱丝、姜丝调味后放入笼中蒸15～20分钟。

❸取出后稍凉即可食用。

丝瓜瘦肉汤

原 料

丝瓜150克，猪里脊肉100克，葱1根，姜两片，高汤、植物油、香油、精盐、白胡椒粉各适量。

做 法

❶丝瓜洗净，去皮，切片；猪里脊肉洗净，切薄片；葱洗净，切段备用。

❷锅中倒入植物油烧热，放入姜片及葱段，爆香，倒入高汤，放精盐、肉片，煮至肉将熟。

❸加入丝瓜，转小火煮约5分钟，撒上白胡椒粉，滴几滴香油即可。

时蔬牛骨汤

原 料

牛骨1000克，胡萝卜500

克，番茄、西兰花各 200 克，洋葱 1 个，植物油、黑胡椒、精盐各适量。

做法

❶牛骨剁大块，洗净，放入开水中焯烫 5 分钟，取出用清水冲净。

❷胡萝卜去皮切大片；番茄对切成 4 块；西兰花切大块；洋葱去皮切块。

❸锅内放植物油烧热，放入洋葱块炒香，加适量水煮开，加入牛骨、番茄、胡萝卜煮两个多小时，然后放入西兰花，煮熟后放精盐、黑胡椒调味即可。

腰果鸡丁

原料

鸡小腿 3 个，腰果 50 克，青红椒各半个，蒜两瓣，姜 3 片，葱 1 段，植物油、醋、淀粉、白糖、酱油、料酒、精盐各适量。

做法

❶将鸡小腿去骨，鸡肉拍松，切小块，加入酱油、水淀

粉、白糖、醋、料酒和少量精盐以及适量的水抓匀腌渍。

❷将锅烧热，倒入适量植物油，放入鸡肉炒散，炒至变色，加入姜、葱、蒜同炒，炒出香味。

❸青红椒去子去筋，切成小块，与腰果一起放入锅中，炒熟，用淀粉加水勾芡，炒匀即可。

南瓜海鲜汤

原料

南瓜 150 克，洋葱末 30 克，全脂奶粉 25 克，奶油、虾仁、中筋面粉各 10 克，带壳蛤蜊、鲔鱼丁各 60 克，精盐 1 克。

做法

❶将南瓜去皮洗净，放入果汁机中，加入 200 毫升温水打成汁。

❷取 10 克奶油将洋葱末炒香，加入南瓜汁熬煮。

❸奶粉加水冲泡成牛奶，倒入南瓜汁中。

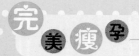

❹将鲔鱼丁烫半熟，然后与精盐一同缓慢加入汤中，边煮边搅拌，煮滚后转小火。慢慢拌入中筋面粉，起锅，盛入汤碗中。

❺将蛤蜊及虾仁烫熟，放入汤碗中。

番茄烧豆腐

原料

番茄250克，豆腐2块，植物油75克，白糖适量，酱油少许。

做法

❶用沸水把番茄烫一下，去皮，切成厚片。

❷把豆腐切成3厘米左右的长方块。

❸待锅中植物油热后放番茄片小炒片刻，放入豆腐块，加酱油少许，放白糖适量，待豆腐炒透即可出锅。

西芹拌香干

原料

西芹、绿豆芽、香干各150克，香油40克，醋20克，蒜泥

15克，精盐适量。

做法

❶将西芹择洗干净，切成3厘米长的段，放入开水锅焯一下，用清水过凉、沥水，备用。

❷将绿豆芽掐去两头洗净，放入开水锅内焯一下捞出，用清水过凉，和芹菜放在一个盘中。

❸将香干洗净，切成细丝，放入芹菜、豆芽中，用香油、醋、精盐、蒜泥拌匀即成。

什锦沙拉

原料

胡萝卜、土豆各50克，小黄瓜1根，小火腿肠1根，鸡蛋1个，胡椒粉、白糖、精盐和沙拉酱各适量。

做法

❶将胡萝卜洗净切粒；土豆去皮，煮熟后捣成泥；小黄瓜切粒并用少许精盐腌一下；小火腿肠切细粒；将鸡蛋煮熟后，蛋白切粒，蛋黄压碎，备用。

❷将胡萝卜粒、黄瓜粒、火

腿粒及蛋白粒拌入土豆泥中，加入少许胡椒粉、白糖，再加沙拉酱拌匀，撒上碎蛋黄即成。

拌三丝

原 料

泡海带 250 克，萝卜 200 克，绿豆粉条 100 克，白糖 30 克，醋 20 克，精盐、姜末、葱花、香油、味精各适量。

做 法

❶将泡好的海带洗干净，切成长约 6 厘米的细丝装盘；萝卜洗净切成长 5～6 厘米的细丝入盘。

❷绿豆粉条用沸水烫软后用凉开水浸凉，切成长约 9 厘米的段放入盘中的萝卜丝上。

❸将白糖、精盐、葱花、姜末放在粉条上，浇上醋和香油，再加味精拌匀即可。

宫保鸡丁

原 料

鸡肉 200 克，花生仁 50 克，干辣椒、花椒、蒜、酱油、醋、精盐、鸡精、料酒、清汤、姜、葱、白糖、水淀粉、植物油各适量。

做 法

❶把鸡肉洗净，用刀背拍松，切成丁；花生仁洗净，放入油锅炸脆；干辣椒去蒂去籽，切成小节；姜、蒜切成片；葱切成末。

❷把鸡丁用精盐、酱油、水淀粉拌匀；将精盐、酱油、白糖、醋、料酒、鸡精、水淀粉加适量清汤调成调味汁。

❸把干辣椒放入油锅炒至棕红色，再下入花椒、鸡丁、姜片、蒜片、葱末，加入调味汁炒散，最后放入炸脆的花生仁即可。

花生蹄花汤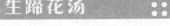

原 料

花生仁 200 克，猪蹄 1000 克，老姜 30 克，精盐 25 克，葱花 10 克，胡椒粉、味精各适量。

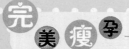

做 法

❶将猪蹄去毛、燎焦皮、浸泡后刮洗干净。

❷把锅置于旺火上，加入清水2500毫升，下猪蹄，烧沸后捞尽浮沫，放入花生仁、老姜。

❸猪蹄半熟时，将锅移至小火上。加精盐继续煨炖。

❹待猪蹄炖烂后，起锅盛入汤罐中，撒上胡椒粉、味精、葱花即可。

第二章

孕初期：饮食有道，要营养也要瘦身

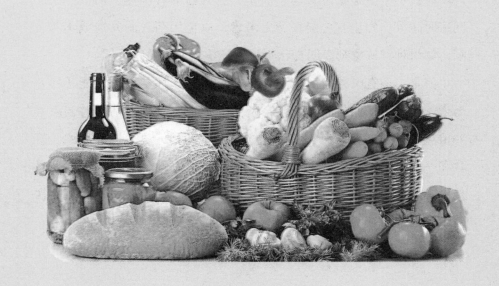

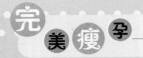

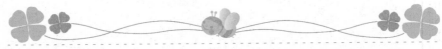

真的怀孕了，要注意身体发出的信号

✳ 别把早孕反应当感冒

怀孕初期的症状有哪些呢？在怀孕初期会出现很多症状，例如疲乏、嗜睡、食欲缺乏等，与感冒极为相似，有些准妈妈往往判断不清，以为自己是感冒了，傻傻分不清楚。这样可不行，对于怀孕初期的症状大家应该有所了解，以避免错误的应对方法。

正在备孕的你要有随时怀上的意识，怀孕初期症状一般出现在怀孕 6 周左右，当出现怕冷、疲乏、嗜睡等类似感冒的症状时，第一反应，不应该是吃感冒药，而是计算自己的月经迟到时间、上次同房时间等，先从有可能怀孕上考虑，以免用药对胎儿造成不利影响，如果种种迹象都表明自己不可能怀孕，那就是感冒了。

但是，还有一种情况就是，在这个阶段，怀孕与否可能还验不出来，所以为了保险起见，正在备孕的你在服用感冒药的时候就需要留点心。如果有了症状没办法马上分辨的话，可以先多喝水，穿暖和一些，喝姜汤驱寒，适当补充睡眠，好好地休息之后，症状还是没有改变的话，可以用早孕试纸做一下测试。实在不行，就去医院做个检查，查明原因，这样才不会吃错药或延误病情。

※ 及时确定自己是否怀孕

如果准妈妈怀疑自己怀孕了，应该去医院加以证实，排除一些异常情况，切不可仅靠自行诊断来确定。

怀孕的检测方法一般有以下 4 种：妇科检查、尿液检查、B 超检查和血液化验检查。

接受初诊的时间要适当早一些，但如果太早，子宫的怀孕变化还不明显，尿里显示不出怀孕的绒毛膜促性腺激素。作为一般的标准，月经周期正常的人，过了 10 天以上还不来月经时，去接受检查为好。

（1）通过妇科检查方法来确定怀孕，一般在停经 40 天左右。

（2）尿液检查是最常见的检查方法，且可通过早孕试纸在家中检测，也可在医院检测，为提高准确性，最好用清洁的中段晨尿检测。尿液检验结果阳性，证明已怀孕，如为阴性应在 1 周后复测，检验结果一般是可信的，但为排除异位妊娠，仍需要到医院检查。

（3）B 超检查是诊断早期怀孕最快速、准确的方法。阴道超声较腹部超声诊断早孕可提前 1 周。子宫内出现妊娠囊是超声诊断中最早出现的影像。

（4）近年来许多医院都能用放射免疫方法来检查有无怀孕。这种方法是利用放射性同位素测定血液中有无微量的绒毛膜促性腺激素，一般在停经后 4 ~ 5 天就可以查出是否怀孕。

※ 正确使用早孕试纸

虽然早孕试纸号称具有 99% 的准确率，但千万不可过于轻信自测结果。据专家统计，早孕试纸的正确测试率差异很大，50% ~ 98% 不

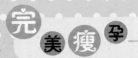

等。为什么会有如此大的差异呢？妇科专家指出，女性在家里做怀孕自我测试，没有任何外界的指导，一般测试结果只能达到50%～75%准确。

如果你期望提高自我检测的准确度，那么就按照下列方法进行测试。

（1）注意包装盒上的生产日期，不要使用过期的测试卡，因为化学药剂时间长了就会失效。

（2）为了减小测试不准确的概率，在去卫生间具体操作之前要仔细读测试卡使用说明，然后要小心谨慎地按照说明去做。

（3）观察试纸上的观察端的显色情况：如仅有一道红线（即对照线），则结果判为阴性；如有两道红线，则结果判为阳性。阳性结果表示怀孕。如果你对测试结果无把握，最好咨询医生，在医生的指导下完成测试。例如，喝水过多尿液稀释，医生会告知是否需要重新再做一次测试。如果测试结果呈阳性但很不明显，不妨假设自己怀孕了，去医院检查一下。

（4）如果自测结果呈阴性，1周之后月经仍未来潮，应该再做一次自测。如果不是阴性，最好去看医生。

❋ 预产期怎么算

正确推算预产期有很多好处，首先根据预产期，孕妇可以提前得知何时临盆，尽早做好充分准备，也可以根据自身具体情况制订好孕期的生活规划，并安排各阶段的胎教计划。此外，推算出预产期还有助于医生观察胎儿的发育，并对是否与孕妇体重匹配做出准确判断。下面就一起来看看如何推算预产期。

1 月经逆算法

根据以往的统计，预产期是以 280 天（40 周）为依据来进行逆算的，则最后 1 次月经来临当天的月份数加 9（或减 3），再于日期上加 7，即可算出。

例如，最后 1 次月经来临日期为 2 月 15 日，则 2 加 9 等于 11，15 加上 7 等于 22，预产期即为当年的 11 月 22 日。又如最后 1 次月经来临为 6 月 15 日，则 6 减 3 等于 3，15 加 7 等于 22，预产期为次年的 3 月 22 日。

利用这种方法计算预产期，需提醒的是：这种逆算是以 28 天的月经周期为计算基础的，因此，必须根据个人月经周期的长短加以修正。如果你月经周期极不规律，那么，建议你去咨询医生，他们会帮你预测，且能够根据你的情况，给予你合理的保健指导。

2 基础体温曲线法

这也是一种较为简单且很科学、很准确的计算预产期的方法。平时若能持续不断地测量体温，则此种方法可以最快得知是否怀孕。只要高温状态持续 16 天以上即可能为怀孕；若持续 18 天有 90% 的可能性，若持续 19 天有 95% 的可能性；若持续 20 天以上则可确定怀孕。基础体温曲线中，低温期的最后 1 天即为排卵日，再加上 38 周（266 天），或于此日的月份加 9 或减 7 就是预产期。

不过，为了避免流产或避孕而服用黄体素，也可能会使体温升高，此时，就不可单凭基础体温曲线来判断是否怀孕了，更不能依此来推算预产期了。

3 妊娠历算法

可以去药店，或是医院购买圆筒或圆盘的妊娠历，则可对照最后 1 次月经开始的日子，算出怀孕的周数和预产期。这种方法

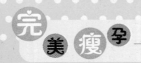

和月经逆算法可能会有 2～3 天的差别。

4 孕吐计算法

大部分准妈妈从妊娠第 4 周开始，会有孕吐现象。在孕吐开始时，加上 250 天即为预产期。但是孕吐开始时期也会因人而异，所以这种算法不是很准确，须结合其他方法同时进行推算。

5 由胎动开始计算

这种方法，当然必须要等到能感觉到胎宝宝在子宫内活动时才可以进行推算，医学上把准妈妈能感觉到胎儿在子宫内活动称为"自觉胎动"。初次感觉胎动，一般是在怀孕 19～29 周，在妊娠历上则为第 5 个月（20 周），因而再加上 4 个月又 20 天，即为预产期。不过，曾生产过的准妈妈可能会提早感觉到胎动，在 17～18 周就会发生，因此加 22 周（即 5 个月又 4 天）才是预产期。自觉胎动时期往往因人而异，所以这种算法也不是很精确的。当然，也需要你结合其他的推算方法来进行推算。

无论你想采用上述哪种方法来进行预产期的推算，都要记住：适期分娩有 4 周的弹性时间，如果产期与预产期稍有出入，也不必担心，因为就医学观点来看，预产期前两周或后两周内分娩，都属于适期分娩。

❋ 小心"假"怀孕

一些调查显示，有些"觉得"自己怀孕的女性由于月经没有按时到来，身体出现一些"征兆"而去医院检查，可结果却令人大失所望。实际上也许那些所谓的"征兆"不是怀孕反应，而是身体的"不适"。

1 月经停止

怀孕确实会让月经停止，但任何会影响到内分泌系统的因素都可能导致月经停止，比如生活或工作压力太大、慢性营养不良或心理的因素、生活环境变化，或者是肺结核、甲状腺疾病、贫血、糖尿病等疾病。

2 疲倦感

怀孕初期，孕妇很容易感到疲倦或想睡，这是因为此时胎儿正快速成长，迅速消耗母体内的葡萄糖而导致低血糖。不过患有慢性疾病时，长期过度消耗也会让人疲倦。

3 恶心与呕吐

怀孕初期，约有一半孕妇会有恶心的症状，但其他因素，如急性肠胃炎、感染等也会引起这些症状。

4 尿频

怀孕前 3 个月，由于子宫逐渐长大而压迫到膀胱，所以会常常跑厕所。但是膀胱发炎、盆腔肿瘤或情绪紧张也会造成尿频。

5 胎动

当胎儿在肚中突然伸个懒腰或蹬蹬双腿时，对准妈妈而言都是难以言喻的喜悦。一般初产妇在怀孕 18～20 周即可感觉到胎动。可是也有些渴望怀孕的妇女将肠中气体蠕动或腹肌的收缩误认为是胎动。

所以，希望怀孕的女性如果出现了一些"怀孕"的症状，最好还是到医院进行专业的检查。

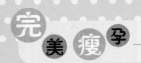

✽ 怀孕后的 5 个特点

怀孕以后的孕妈妈，身体各个系统会出现一连串的生理变化，适应妊娠期间胎儿日渐增长的需要。

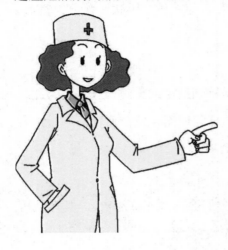

（1）生殖系统。子宫变化最为明显，重量由怀孕前50克增至1000～1200克，增加320多倍，容量达5000毫升。

（2）心血管系统，心脏位置因增大的子宫上推横膈而上移，血容量逐渐增加，加重心脏负担，导致心跳加快。其中血浆增加40%，红细胞增加20%，血液相对稀释，易形成生理性贫血。

（3）呼吸系统。怀孕女性的呼吸相对正常人会显得比较急促。

（4）泌尿系统。在怀孕的早期和晚期，子宫压迫膀胱会出现尿频的现象。

（5）消化系统。孕早期容易出现恶心呕吐，怀孕12周以后逐渐好转。怀孕晚期由于增大的子宫压迫，肠蠕动减慢，胃肠平滑肌张力降低，常有肠胀气和便秘。胃内容物逆流至食管，会引起胃灼热。

（6）阴道分泌物增多。有些人在怀孕初期，会发现自己的阴道分泌物较往常多。怀孕初期，受激素急剧增加的影响，阴道分泌物增多属正常的现象。但如果出现外阴瘙痒、疼痛，白带呈黄色，有怪味等症状时，就需要去医院就诊。

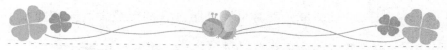

早孕反应来袭，饮食清淡才是真

※ 孕早期的饮食原则

在刚怀孕的时候，孕妈妈的身体并未发生很大变化。因此，可以按照正常的饮食习惯进食，要本着营养丰富全面、饮食结构合理的原则，膳食中应该含有人体所需要的所有营养物质，包括蛋白质、脂肪、糖类、维生素及各种矿物质等。

1 充足的蛋白质

为了保证受精卵的正常发育，孕妈妈要补充充足的优质蛋白，富含优质蛋白的食物有鱼、蛋类、乳类、肉类和豆制品等。

2 糖类

如果怀孕后糖类和脂肪摄入不足，孕妈妈就会一直处在饥饿状态，可能会导致胎儿大脑发育异常，出生后智力下降。因此，孕妈妈每天要摄入 150 克以上的糖类。糖类主要来源于蔗糖、面粉、大米、玉米、红薯、土豆、山药等。

3 维生素

维生素对保证早期胚胎器官的形成发育有重要作用。孕妈妈要多摄入叶酸、维生素 C、B 族维生素等，叶酸存在于绿叶蔬菜、柑橘、香蕉、动物肝脏、牛肉中。富含 B 族维生素的食物有谷

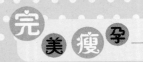
类、鱼类、肉类、乳类及坚果类。

4 微量元素

各种微量元素对早期胚胎器官的形成发育至关重要。富含锌、钙、磷、铜的食物有乳类、肉类、蛋类、花生、核桃、海带、木耳、芝麻等。

此外，在怀孕40天左右，孕妈妈会发生孕吐症状，为了避免恶心、呕吐等早孕反应，可采取少食多餐的办法，不要吃辛辣、油腻的食物，吃得清淡一些，食物更易于消化。

烹调方式应采取更为健康的蒸、煮、炖等，以减少营养物质流失，保留食物原味。炊具要用铁的或不锈钢材制的，不要用铝制品和彩色搪瓷制品，以避免铝和铅等元素对人体的伤害。

❋ 合理搭配三餐营养

许多初孕者晨起会呕吐，这常常是空腹造成的，在床头放些食物，早上醒来食用可缓解恶心症状。如频繁呕吐，则要注意补充水分，防止脱水，可多饮水、食用水果、蔬菜、牛奶、汤类等食物。

在孕早期，准妈妈应以富含蛋白质、维生素和矿物质的食品为主，少吃大鱼大肉等荤腻食品或大补之物。一般来讲，可遵循以下食谱安排一天的饮食。

1 早餐

主食：二米（大米、小米）枣粥1碗，奶油馒头2个（50克1个）。

副食：葡萄或草莓100克。

2 午餐

主食：米饭两小碗（生米约 100 克）或挂面 1 碗（干面条约 150 克）。

副食：酸辣炝菜（小白菜 150 克，胡萝卜、青椒各 50 克），煎焖刀鱼（新鲜刀鱼约 200 克，葱头 50 克），牛奶鲫鱼汤两小碗，苹果 1 个（约 150 克）。

3 晚餐

主食：米饭两小碗（量与早餐相同），或小花卷两个（量与早餐相同）。

副食：鸡蛋菠菜汤两碗，香蕉两个，清炖牛腩（牛肉约 150 克，土豆、胡萝卜各 100 克），酱香菜心（菜心 200 克）。

❋ 缓解孕吐的 5 个方案

孕吐是早孕反应的一种常见症状，形式和程度可随孕妇的个体差异而有所区别。孕妇在怀孕 1 个多月的时候会挑食、偏食，有轻度恶心呕吐，这属于早孕反应。轻度的孕吐反应，一般在妊娠 3 个月左右即会自然消失，对身体无大的影响，也不需特殊治疗，只要情绪稳定，适当休息，注意调节饮食即可。

精神过度紧张和神经系统功能不稳定的女性，反应一般较重，甚至可发生剧烈而持续的呕吐，进而表现出全身困倦无力、消瘦、脱水、少尿甚至酸中毒等危重病症，在医学上被称为"妊娠剧吐"。这种疾病对母亲和胎儿的健康影响很大，应及时就医治疗。

下面 5 种饮食方案可以缓解孕早期的恶心、呕吐等症状。

（1）食欲缺乏时投胃口所好，一般怀孕早期的孕妇都喜欢吃酸

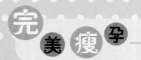

味食品，如橘子、梅子干或泡菜等。因此，丈夫和家人应多准备一些这类食品。由于孕早期（前3个月）胎儿生长缓慢，并不需要太多的营养。孕妇在口味上可以尽量选取自己想吃的东西，多喝水，多吃富含维生素的食物，以防便秘，因为便秘会加重早孕反应。另外，尽可能多地变换孕妇就餐环境，这样能激发孕妇的食欲。

（2）孕妇的进食方法以少食多餐为宜，每2~3小时进食1次。妊娠恶心呕吐多在清晨空腹时较重，为了减轻孕吐反应，可多吃一些较干的食物，如烧饼、饼干、烤馒头片、面包片等。如果孕妇孕吐严重，要注意多吃蔬菜、水果等偏碱性的食物，以防酸中毒。

（3）这个时期孕妇的膳食原则是：以清淡、少油腻、易消化为主，如面包、饼干、牛奶、藕粉、稀粥、蜂蜜及各种新鲜水果等都是不错的选择，避免过于油腻的食品。

（4）家人要鼓励孕妇进食。孕妇进食后万一呕吐，千万不要精神紧张，可以做做深呼吸动作，听听音乐，到室外散散步，然后再继续进食。进食以后，孕妇最好卧床休息半小时，这样可使呕吐症状减轻。晚上反应较轻时，食量宜增加，食物要多样化，必要时睡前可适量加餐，以满足孕妇和胎儿的营养需求。

孕吐的饮食调理十分重要，因为怀孕最初3个月是受精卵分化最旺盛、胎儿各种器官形成的关键时刻。

（5）汤类和油腻类食物最容易引起恶心或呕吐，在进餐时不要过多喝汤、饮料和开水，避免吃油炸或难以消化的食物。

孕妇的孕吐症状减轻，精神好转，食欲增加后，可适当吃些猪瘦肉、鱼、虾、蛋类、乳类、动物肝脏及豆制品等富含优质蛋白质的食物。同时要尽量供给充足的碳水化合物、维生素和矿物质，以保证孕妇和胎儿的需要。

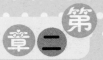

除了上述方案之外，孕妇的自我调养也相当重要。孕妇要学会自己稳定情绪，解除思想顾虑，不要紧张和焦虑，尽量避免一切不良的精神刺激，保持精神愉快。每天注意休息，至少保持 8 小时睡眠，但也不要经常躺着不动。

❋ 战胜孕吐的 6 款美味果汁

孕妇出现恶心、呕吐现象是由于增多的雌激素对胃肠内平滑肌的刺激作用所致。轻微的恶心呕吐可以不必进行治疗，更不要禁食或少吃。相反，如果多吃一些食物，还会感觉好一些。实际上不进食不但不能减轻呕吐，而且还会使孕妇缺乏营养供给，对母婴都不利。可以适当吃点水果和姜，因为多吃水果，如香蕉可帮助补充体内电解质，水果比甜食更有止吐的效果。有研究发现，姜可以有效缓解呕吐，怀孕期间吃姜并没有危险。

 苹果柠檬汁

材料：苹果、柠檬（比例为 10∶1）

营养分享：柠檬有健脾消食之效，有益于孕妈安胎助孕，故柠檬有"宜母子"之称。苹果甜酸爽口，可增进食欲，促进消化，可以缓解孕吐，补充碱性物质及钾和维生素，同时可以有效防止孕期水肿。苹果富含纤维素、有机酸，易促进肠胃蠕动，防治便秘。

 火龙果雪梨汁

材料：火龙果、雪梨（比例为 1∶12）

营养分享：火龙果对咳嗽、气喘有独特疗效，火龙果可促进肠蠕动、消胀、通便，含有丰富的维生素 C 和膳食纤维；雪梨除烦解渴、清肺润燥，它的营养价值与苹果差不多。据分析，其果肉里的

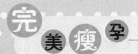

含糖量高达9.3%，含酸量只有0.16%。

3 柚子香橙蜜汁

材料：柚子、香橙、蜂蜜或冰糖水（比例为1∶20∶1）

营养分享：柚子皮能止咳、解痰、抗病菌，还有除肠胃中恶气、治疗孕妈食欲缺乏、口味淡的功效；橙子中含有丰富的果胶、蛋白质、钙、磷、铁及维生素 B_1、维生素 C 等多种营养成分，尤其是维生素 C 的含量最高，橙子有生津止渴、消食开胃的功效，适合孕早期的孕妈食用。柚子还含有能降糖的类胰岛素，能有效预防孕期高血糖。

4 西红柿木瓜蜜汁

材料：西红柿、木瓜、蜂蜜或冰糖水（比例为5∶8∶1）

营养分享：西红柿富含维生素 C、胡萝卜素、蛋白质、微量元素等，酸甜可口，有美容健身之效。吃西红柿可以使皮肤色素沉着减退或者消失，还可用于治疗蝴蝶斑等皮肤疾病；木瓜能调理脾胃，治疗消化不良、吐泻等疾病。

5 菠萝芹菜蜜汁

材料：菠萝、芹菜、蜂蜜或冰糖水（比例为5∶1∶1）

营养分享：芹菜营养丰富，具有健脾养胃、润肺止咳之效；菠萝香味宜人，味甜鲜美。此款果汁富含维生素及铁、钙、蛋白质和粗纤维，可帮助消化、健脾解渴、消肿去湿。这款果汁中的芹菜含有挥发性芳香油，因而具有特殊的香味，能增进孕妈的食欲。

6 大杂烩果汁

材料：苹果、香梨、香橙、猕猴桃（比例为3∶2∶2∶6）

营养分享：猕猴桃果实鲜美，风味独特，酸甜适口，营养丰富。有滋补强身、清热利水、生津润燥之功效。此款果汁含有良好的可溶性膳食纤维，它可有效减低胆固醇，促进心脏健康，快速清除体内堆积的有害代谢物。

※ 为什么准妈妈爱吃"酸"

　　大多数女性在怀孕后都喜欢吃酸，是因为生理上和营养上的双重需要。女性怀孕后，胎盘分泌的某些物质有抑制胃酸分泌的作用，能使胃酸显著减少，消化酶活性降低，并会影响胃肠的消化吸收功能，从而使准妈妈产生恶心欲呕、食欲下降、四肢瘫软乏力等症状。而酸味能刺激胃分泌胃液，有利于食物的消化与吸收，所以多数准妈妈都爱吃酸味食物。一般酸味食物富含维生素C，是准妈妈和胎儿所必需的营养物质，对胎儿形成细胞基质、生产结缔组织、心血管的生长发育、造血系统的健全都有着重要的作用。维生素C还可增强母体的抵抗力，促进准妈妈对铁质的吸收。

　　食酸应讲究科学，人工腌制的酸菜、醋制品虽然有一定的酸味，但维生素、蛋白质、矿物质、糖分等多种营养几乎遗失殆尽，而且腌菜中的致癌物质亚硝酸盐含量较高，过多地食用显然对母体、胎儿健康无益。所以，喜吃酸食的准妈妈，最好选择既有酸味又营养丰富的西红柿、樱桃、杨梅、石榴、橘子、酸枣、葡萄、青苹果等新鲜水果，这样既能改善胃肠道不适症状，也可增进食欲，加强营养，有利于胎儿的生长发育。

※ 常吃鱼类促进宝宝发育

1 吃鱼对孕妈妈和胎宝宝的益处

　　妊娠反应不严重的孕妈妈可适当吃些鱼类。这样不但

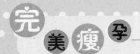

对自身有益，更重要的是对宝宝的生长发育也非常有利。

（1）鱼肉蛋白质含量丰富，85%～90%为人体需要的各种氨基酸，而且比例与合成人体蛋白质的模式也极相似，可利用率极高。

（2）鱼肉所含的无机盐稍高于其他肉类，是钙的良好来源。

（3）鱼肉组织柔软细嫩，比其他肉更易消化，适合孕妈妈食用。

（4）鱼类脂肪含量不高，且鱼类脂肪多为不饱和脂肪酸，易被人体消化吸收，且不容易引起肥胖。

（5）海鱼中的不饱和脂肪酸高达70%～80%，有益于胎宝宝大脑和神经系统的发育。

海产鱼类的肝脏中含有丰富的维生素 A、B 族维生素、维生素 D，是孕妈妈补充营养的理想食物之一。

2 孕期不宜吃的几种鱼

营养专家提醒孕妈妈，吃鱼要讲究方式方法，如果食用不当，不仅不能达到理想效果，反而适得其反。以下几种鱼，孕期应禁止食用。

（1）鲨鱼、鲭鱼王、旗鱼、方头鱼。最近，美国食品和药物管理局提醒孕妈妈及备孕女性，要避免吃鲨鱼、鲭鱼王、旗鱼及方头鱼，因为这四种鱼含有汞，长期食用可能会影响胎宝宝大脑的生长发育。不过，如果有备孕妈妈曾经吃过这些鱼，也不必惊慌，只有长期食用、体内累积了一定量的汞后才会影响胎宝宝的生长发育，偶尔吃一顿两顿是没什么大碍的。要想生出健康宝宝，目前最好的方法就是避免再吃这四种鱼类。

（2）金枪鱼因为所含的汞少而没被列入孕妈妈禁食范围。但有负责制定汞管理条例的人士认为，女性们在怀孕期间吃过多罐装的金枪鱼对胎宝宝的发育是不利的。有些地区已经限制孕妈妈对金枪鱼的摄入量，即每星期不要超过 198 克。

孕妈妈应尽量吃不同种类的鱼，不要集中吃一种，并且在多样化的前提下每星期平均吃鱼量不超 340 克，这样就不用担心汞的摄入量超标。

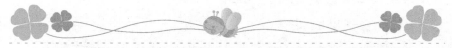

为宝宝着想，重视日常养护

怀孕后，孕妈妈的生活起居要有规律。应适当增加睡眠和休息时间，保持适量运动，不要过于劳累。

夜间睡眠不要少于 8 小时，如果有条件的话最好午睡，即使单位没有太长的午休时间，也应在午饭后闭目养神一段时间。晚上入睡前，要认真做好个人卫生，用热水泡脚，一方面可有效缓解压力，另一方面也可在冬春寒冷季节避免感冒。下面介绍一些帮助孕妈妈提高睡眠质量的方法。

（1）睡前不要看煽情故事，也不要看情节大起大落的电影或电视剧。

（2）不要饮用带有刺激性的饮料，如浓茶、咖啡等，避免大脑受此影响而过于兴奋。

（3）睡前不要深入讨论或争论问题，因为讨论会使大脑过于兴奋，难以入睡。

（4）睡前要做好准备工作，最好先上个厕所，排空膀胱，并用热水洗脚，使脑部血液下流，减少大脑皮质的兴奋。

（5）要保持卧室内干净整洁、空气清新，卧具要整洁、舒适。

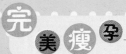

❋ 添置宽松又舒适的服装

怀孕之后，以前的衣服可能穿不了了，这一点一定要考虑到。孕妇绝不可穿瘦小紧身的衣服，否则会影响呼吸和血液循环，甚至引起下肢静脉曲张和使胎儿在腹内活动受限。准妈妈为孕期添置服装的时候，可以参考以下几个方法。

1 先借后买

你或许可以从已经有生小孩经验的好友家中搜刮出一些不错的孕妇装来借穿。不过，借别人的孕妇装穿，也有不一定合身或是因为季节的关系不能穿的情况。如果你能向朋友借到当然最好，如果一定要花钱购买，你可以到二手成衣市场或专门的出租店去碰碰运气，也许你会看上一些经济实惠的孕妇装。

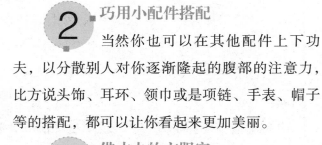

2 巧用小配件搭配

当然你也可以在其他配件上下功夫，以分散别人对你逐渐隆起的腹部的注意力，比方说头饰、耳环、领巾或是项链、手表、帽子等的搭配，都可以让你看起来更加美丽。

3 借丈夫的衣服穿

随着身体上半部不断增大，与下半部不成比例，你会发现在家借丈夫的衣服来穿也是一种不错的方法。尤其是在当你怀孕后期，除非你丈夫的身材比你还瘦小，否则，他的衣服一定有机会派得上用场。

4 购买样式、颜色合适的孕妇装

当然，你也可到孕妇商店选择那些宽大的、穿在身上不感到紧，并能使鼓起的肚子不太明显的服装。颜色和衣料可根据个人的爱好选择，但最好以简单、朴素为好。这样可以给人以精神振奋和愉快的感觉。大红、大绿或色彩鲜艳的图案会增加孕妇的臃肿感，条状花纹能使孕妇看上去相对苗条一些。

5 根据季节选购衣服

最好能根据季节选购衣服。应选择冬天保暖，夏天凉爽，简洁宽松，实用美观，穿着得体的服装。外出时穿的衣服要准备 1 ~ 2 套，平时穿的衣服准备 2 ~ 3 套，夏天最好穿孕妇裙，既宽松又凉爽。

❋ 准妈妈的内衣要用心选购

在怀孕前，女性要提前准备好吸湿性、通气性、保温性和伸缩性良好的内衣，最好使用纯棉制品，尽量不用化纤制品。因为内衣要勤洗勤换，所以应选购易洗及柔软的衣料。应选择容易脱穿的内衣，冬季服装以开胸式衣服为好。内衣内裤应宽松，避免束身太紧，否则不但会影响血液循环，还可能会引起水肿。刚买回来的新衣和布料，应先清水漂一次再用，以去除在加工处理时所沾染的各种化学药品，防止引起皮肤炎症。

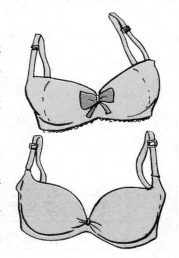

1 胸罩

乳房从孕早期开始就逐渐鼓起来，一步步地变大。到怀孕 4 ~ 5 个月的时候，乳房已经变得相当大，原来的胸罩已不再适用。尤其需要注意的是，这个时期是乳腺发育的重要阶段，因此必须选用不会挤压乳房的胸罩，这样才能在产后顺利地分泌母乳，并且保持优美的胸部线条。

挑选胸罩的时候，应当选择既能够保护整个乳房同时又不会压迫乳头的罩杯，胸罩的型号最好要稍大一些。同时，应当选择从底部到侧部的领扣可调节的胸罩。前开扣的胸罩方便产后给婴儿哺乳。

2 短裤

妊娠过程中保持腹部的温暖非常重要，因此，最好选用能够包裹整个腹部的三角短裤。对于内裤的材料，应当选择吸湿性、弹性都出色的纯棉制品。

同时，妊娠过程中阴道分泌物增多，而且由于阴道的酸度下降，容易导致病菌侵害，因此一天最少要换 1 次内裤。

3 塑身裤

一般来说，虽然塑身裤具有收缩腰身、腹部和臀部，美化体形的功能，但是由于其在妊娠过程中会压迫到腹部，因此最好不要穿，可代之以孕妇专用塑身裤。孕妇专用塑身裤可以使腹部保持温暖，其专业的设计也会使隆起的腹部感到舒适。

孕妇专用塑身裤的优点之一是里面添加了紧腹带，在设计上可以根据腹部的大小任意调节腰身。因此从妊娠第 5 个月至分娩都可以穿。在挑选产后穿着的塑身裤时，应当选择可以按照体形的恢复状态调节腹部或腰围的塑身裤。

❋ 准备几双合适的鞋子

妇女怀孕后，身体的重心发生变化，脚也会发胖，选用合适的鞋子对保证孕妇行走的安全很必要。鞋子不合适，一是走路累，二是不安全，容易摔跤，如高跟鞋就是不适合孕妇穿的。孕妇选择鞋子时应注意以下几点。

（1）有能支撑身体重量的宽大的后跟，鞋跟的高度以2厘米左右为宜。

（2）鞋底上要有防滑纹，以免滑倒。

（3）宽窄、长短适宜。孕妇的脚会水肿，穿宽大的鞋才舒服。

（4）鞋帮不能太硬，以软布或软皮的鞋帮为好，脚在鞋里不受挤压，比较舒服；但过软的鞋帮不能提供有力的支撑，有扭伤脚踝的危险性。

（5）鞋的重量要轻些，最好不穿硬底皮鞋，一是分量重，二是走路振动大，不舒服。

（6）要多准备几双大小不同的鞋，脚部水肿时方便换穿。

（7）孕妇不要穿高跟鞋，一是稳定性差，稍不注意就会出现崴脚、摔跤等现象，非常危险，孕妇崴脚、摔跤很容易引发流产、早产等；二是穿着高跟鞋时腰部和后背都很用力地支撑着，容易产生腰痛。但无跟鞋也不理想，走路时的振动直接传到全身，所以孕妇宜穿后跟高2厘米左右的鞋。

❋ 孕早期不宜远行

怀孕前期不适合旅行。不仅是劳累和增加感染机会的问题，准妈妈在前3个月的早孕反应比较厉害，精神和胃口都不佳，可能没有心情去欣赏美景。必须要出门时，要合理选择交通工具。汽车是短途交通比较好的选择。注意选择车况较好、整洁卫生、人不太多

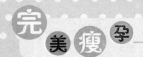

的大巴士。

火车是长短途交通都比较适合的交通工具。一方面车行平稳，车厢宽松，可以随时走动，另一方面也有卫生间等设施方便准妈妈。如果有条件的话可以乘坐软座，软座车厢人比较少，座位也更舒适。

长途旅行飞机无疑是更好的选择，能使旅程时间大大缩短。准妈妈还可以得到更周全的照顾，比如登机时请求安排靠近卫生间和走廊的座位，上飞机向乘务员拿一条毛毯，以免受凉等。

应尽量避免去拥挤的场所。人多拥挤的场合容易发生意外，准妈妈由于身体不便，最容易出现问题。人多拥挤的地方空气污浊，会造成胸闷、憋气，胎儿的供氧也会受到影响。人多拥挤的场合必然人声嘈杂，形成噪音，这种噪音对胎儿发育十分不利。拥挤的场合易传播疾病。公共场合中各种致病微生物的密度远远高于其他地区，尤其在传染病流行的季节和地区。准妈妈很容易染上病毒性和细菌性疾病。这些病毒和细菌对于健康人来说可能影响不大，但对准妈妈和胎儿来说都是十分危险的。

如果去比较远的地方，或者在外待的时间较久，要及时掌握天气变化，并根据气候变化情况增减衣服，防止感冒。

❋ 避免接触烟酒

吸烟和饮酒不但是优生优育的大敌，而且是引起不孕的原因之一。一支香烟燃烧时可产生 4000 多种有害物质，烟雾中含有的砷、镉、镍、锶等 40 多种物质可以致癌。无论主动吸烟还是被动吸烟都会对人体造成损害。

据研究发现，妇女吸烟会干扰和破坏正常的卵巢功能，引起月经不调，过早绝经和不孕。吸烟妇女即使怀孕，也易发生流产、早产和死胎，所生小孩体重比不吸烟者轻得多。由于香烟的烟雾中含有强烈的致畸物质，所以男子吸烟往往会使精子减少，每天吸烟20支，精子存活率仅为50%，并出现多种畸形的精子，从而带来不能生育或生下有先天畸形子女的后患。

另一方面，酒精也会对人体造成伤害。酒精进入人体后，其分解的乙醛会直接损害胃肠道黏膜，引起溃疡或水肿出血，还能引发肝硬化和慢性胰腺炎，加重胃损伤，造成肝脏等多个器官的损害。

俗话说：酒鬼多无后。现代医学提示，过量饮酒可危及生殖系统功能，导致内分泌紊乱，并使生殖细胞染色体结构和数目发生变化。长期饮酒者的精液中，精子数目减少、活动力减弱，而且阳痿、不育和所生男孩女性化的发生率明显增加。酒精也会妨碍女性卵子的发育和成熟。与吸烟一样，长期嗜酒成癖能使不孕和畸形婴儿的概率增加。

女性应停止烟酒2～3月后再受孕。丈夫也应在妻子受孕前1月尽量避免烟酒。因此，为了家庭的幸福和下一代的健康，未婚和已婚的年轻人都应戒烟忌酒，以免危害自身，更避免给后代带来无法弥补的伤害。

❋ 保证优质的睡眠

睡眠是人缓解疲劳、恢复体力的最主要途径，也是孕前重要的养生之道，睡眠质量差不仅能让女性长出讨厌的黑眼圈，影响美观，而且对健康的危害也很大。

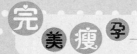

1 最佳睡眠时间

现代研究发现，0~4点，机体各器官功能降至最低；中午12点至下午1点，是人体交感神经最疲劳的时间。因此，子时以前10点30分至11点之间上床，到子时进入最佳睡眠状态，最能养阴，睡眠效果最好，可以起到事半功倍的作用。而午觉只需在午时休息30分钟到1个小时即可。

2 正确的睡眠姿势

睡眠的姿势大体上有俯卧、仰卧和侧卧三种，哪种睡眠的姿势最好呢？从医学的角度说，右侧卧最好。因为在仰卧时，身体是伸直的，全身肌肉不能得到放松，不能得到很好的休息。仰睡时，舌根容易压住咽部，引起打鼾，口水又容易流入气管，引起咳嗽。俯卧时，胸部和腹部受到压迫，会影响心肺的功能，而侧卧就避免了这样的情况，但要右侧卧，避免心脏受到压迫。

3 选择合适的枕头

枕头对于睡觉来说必不可少，高枕固然易引起颈椎病，但低枕同样也容易引起供血不平衡等问题。那么什么样的枕头才算合适呢？

中西医共同建议以下几点挑选重点。

（1）一般来说枕高以10~15厘米较为合适，具体尺寸还要因每个人的生理弧度而定。

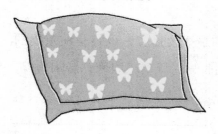

（2）枕头的硬度要适中，一般荞麦皮、谷糠、蒲棒枕都是比较好的选择。

（3）正常情况下，枕头的长度

最好比肩膀要宽一些。不要睡太小的枕头，因为当你一翻身，枕头就无法支撑颈部，另外过小的枕头还会影响睡眠时的安全感。

（4）枕芯要有柔软感和较好的弹性、透气性、防潮性、吸湿性等。

✿ 睡前应放松情绪

失眠固然不好，但失眠本身的危害远不如对失眠恐惧与忧虑所造成的危害大。对失眠的恐惧与忧虑，会产生恶性循环的精神交互作用，即失眠—恐惧—紧张—失眠加重—恐惧加重—紧张加重—失眠更重。因此，女性朋友患了失眠症后，应放松情绪，冷静地接受现实，同时要认识到，失眠时只要能做到心身放松，即便是整夜不眠，也无大碍。

思维杂乱无法入睡的失眠女性朋友枕头的长度可采取逆向导眠法。就寝后，不是去准备入睡，而是舒坦地躺着，想一些曾经经历过的愉快事情，并沉浸在幸福情景之中。若是因杂念难以入眠时，不但不去控制杂念，反而接着"杂念"去续编故事，既可消除患者对"失眠"的恐惧，也可因大脑皮质正常的兴奋疲劳而转入保护性抑制状态，促进自然入眠。

✿ 适当午睡好处多

养生学家认为，人白天的睡眠节律往往被繁忙的工作和紧张的情绪所掩盖，或被酒茶之类具有神经兴奋作用的饮料所消除。所以，有些人白天不显困乏感。

然而，一旦此类外界刺激减少，人体白天的睡眠节律就会显露

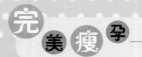

出来，到时便会有困乏感，到了中午很自然地想睡觉。不少女性朋友，尤其是从事脑力劳动的女性朋友都体会到，午睡后工作效率会大大提高。国外有资料表明，在一些有午睡习惯的国家和地区，其冠心病的发病率要比无午睡习惯的国家低得多。这与午睡能使心血管系统舒缓，并使人体紧张度降低有关。所以，午睡就相当于为白天长时间的忙碌充电，对工作和健康都极为有益。午睡时应当平卧休息，条件不允许时也要采取仰躺在椅子里的姿势休息，而不应趴着午睡。

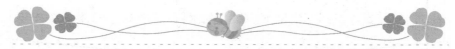

五谷杂粮好搭配，减轻孕吐肠胃好

❋ 多吃粗粮，补充微量元素

人体中含有碳、氢、氧、氮、磷、钙等 11 种常量元素，还有铁、锰、钴、铜、锌、碘、钒、氟等 14 种微量元素（只占体重的 0.01%）。这些元素虽然在体内的比重极小，却是人体中必不可少的。人体必需的微量元素，对孕妇、乳母和胎儿来说更重要，一旦缺乏会引起更严重的后果。

人们在日常生活中要注意不偏食，尤其是孕妇，应尽可能以"完整食品"（指未经细加工过的食品，或经部分精制的食品）作为热量的主要来源。例如，少吃精制大米和精制面等。因为"完整食品"中含有人体所必需的各种微量元素（铬、锌等）及维生素 B_1、维生素 B_6、维生素 E 等，它们在精制加工过程中常常被损失掉，如果孕妇偏食精米、精面，则易患营养缺乏症。

孕妇的膳食宜粗细搭配、荤素搭配，但是不要吃得过精，以免造成某些营养元素吸收不够。粗粮主要包括谷类中的玉米、紫米、高粱、燕麦、荞麦、麦麸以及豆类中的黄豆、青豆、赤豆、绿豆等。

※ 适合孕妇的 4 种粗粮

1 玉米

玉米含有丰富的不饱和脂肪酸、淀粉、胡萝卜素、矿物质、镁等多种营养成分。准妈妈经常食用，可以加强肠壁蠕动，促进身体新陈代谢，加速体内废物的排泄。它含富含谷氨酸，能促进脑细胞的新陈代谢，排除脑组织中的氧。

2 红薯及其他薯类

薯类食物富含淀粉、钙铁等矿物质，而且其含有的氨基酸、维生素都远远高于那些精制细粮。红薯还含有一种类似于雌性激素的物质，准妈妈经常食用，能令肌肤白皙、娇嫩。

3 糙米

糙米胚芽中含有大量的蛋白质、维生素以及锌、铁、镁、磷等物质，这些营养素都是准妈妈每天需要摄取的。

4 荞麦

荞麦比其他谷类更能提供全面的蛋白质。铁、猛、锌等微量元素和膳食纤维的含量丰富。同时还含有丰富的赖氨酸成分，能促进胎宝宝发育，增强准妈妈的免疫功能。

❋ 孕妇吃粗粮的注意事项

1 孕期吃粗粮并不是越多越好

粗粮不容易消化，准妈妈过多摄入粗粮会导致营养缺乏，长期过多摄入纤维素，会使人的蛋白质补充受阻，降低准妈妈的免疫抗病能力。因此每天的粗粮摄入量以 60 克为宜，且最好粗、细搭配，比例以 60% 的粗粮、40% 的细粮最好。

2 吃粗粮一定要多补水

粗粮中的纤维素需要有充足的水分做后盾，才能保障肠道的正常工作。一般多吃 1 倍纤维素，就要多喝 1 倍的水。可以促进肠道蠕动，减少有害物质对肠道壁的侵害，减少准妈妈便秘及产后其他肠道疾病的发生。

3 粗粮不能和奶制品、补钙补铁剂一起吃

粗粮是不能和奶制品、补充铁或钙的食物或药物一起吃的，最好间隔 40 分钟左右。因为人体摄取过多纤维素会影响对微量元素的吸收。

❋ 准妈妈要远离油炸食品

很多家庭每日早餐总是有一些油炸食品上桌，如油条、油饼、油炸花生米等。有些丈夫认为油炸肉食、面食味道好，有营养，于是常常买一些油炸食品给妻子食用。要知道准妈妈偶尔食用油炸食品无关大局，但如果长期食用则于健康不利。因为吃油炸食品易产生饱胀感，影响食欲，会导致下一顿饮食量减少。准妈妈一旦减少进食，就会影响身体的营养补充，这对母子健康不利。

有些油炸食品如油条、油饼，其面团是用明矾水混合而成的。

明矾的化学成分是钾铝矾，炸油条时，每500克面粉就要用15克明矾，也就是说，如果准妈妈每天吃两根油条，就等于吃了3克明矾。这样，天天吃油条积蓄起来，其摄入铝的量就相当惊人了。人体内过多摄入铝，会引起脱发、记忆力减退等症状。准妈妈摄入铝过多，不仅影响自己的脑健康，而且还会影响胎宝宝大脑发育。这些明矾中含的铝会通过胎盘侵入胎宝宝的大脑，造成胎宝宝大脑发育障碍，增加痴呆儿发生的概率。

科学家认为，食用油经反复加热、煮沸、炸制食品后，容易变质，并含有大量致癌的有毒物质。更有甚者，有的不法摊贩，用肮脏的地沟油炸油条。常食用这种油炸过的食品会将有毒物质带入体内，有害于身体健康，更会伤害腹中的胎宝宝。

准妈妈在怀孕初期，由于妊娠反应，一般不喜欢吃腥和油类的食物，加之油制食品比较难以消化吸收，常常导致准妈妈食欲不佳，所以孕期饮食应以清淡为主。到了怀孕4~7个月时，子宫增大，肠道受压，肠蠕动差，食用油炸食物很容易发生便秘，严重者可引起便后出血。

另外，准妈妈过多地摄入脂肪，会使胎宝宝的大脑沟回减少，导致大脑皮质的面积缩小，可直接影响胎宝宝的"信息储存量"，造成胎宝宝智力发育迟缓的后果。所以，准妈妈一定要注意少食用油炸的食品。

※ 常吃黑色食物，可预防贫血

1 黑芝麻

黑芝麻中铁的含量比猪肝高，蛋白质的含量比牛肉和鸡蛋高。可以与核桃等一起磨粉，做成黑芝麻糊，也可加在牛奶或

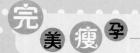

豆奶中饮用，都能起到很好的补血效果。

2 黑米

黑米煮粥颜色深棕，味道香浓，能滋阴补肾、益气强身、明目活血，对改善贫血、头昏目眩、腰腿酸软等有疗效。

3 黑枣

黑枣的功效与大枣相似，而滋补作用更佳。与所有水果相比，黑枣含有最丰富的维生素 C。中医认为，将黑枣鲜食、煨汤、煮粥都能起到很好的补血效果。

4 乌鸡

乌鸡体内的黑色物质含铁和铜等元素较为丰富，且血清总蛋白、维生素 E、胡萝卜素和维生素 C 的含量均高于普通的肉鸡。乌鸡具有补肝肾、益气血等功效，煨汤或炖食味道鲜美，还能补血。

❋ 早餐一定要吃

怀孕之初，准妈妈大多都有或轻或重的妊娠反应，而几乎所有的准妈妈都会面临同一个问题——恶心反胃，没有食欲。面对丰盛早餐，就是不想动一口，但准妈妈这时所需要的营养在增加，不吃是不行的。不仅要吃，准妈妈还要吃得香，吃得好。

怀孕期间，准妈妈和胎儿都需要足够的热量和营养，早餐更应该讲究些。营养学家指出，准妈妈应多吃些含铁丰富的食物，不要挑食或偏食，以防发生缺铁性贫血，而危及自己和胎儿的健康。如果准妈妈有晨吐现象，可在早上吃几块苏打饼干，过一会儿再吃早餐。准妈妈的早餐至少要吃 1 个鸡蛋，1 杯牛奶加麦片，并且要注意吃些新鲜的水果，以保证维生素和其他营养的需要。

准妈妈营养早餐的挑选要坚持以下原则：

（1）足够的热量。由于孕期生理等条件的变化，准妈妈的早餐相对于正常状态下承担了更多的任务，提供一日饮食中相当大的热量供应比例是一定的。要求热量来源比例蛋白质占15%，糖类占60%，脂肪占25%为比较合适，不能单独用一种营养素供热量。

（2）丰富的钙要求。准妈妈每天保证250～500毫升牛奶的摄入，应考虑在营养早餐中选择牛奶及其制品，其中的乳清蛋白对于提高免疫力和抵抗力有积极作用，但不要将钙剂和奶制品同时摄入。

（3）满足维生素的供给。如果补充营养剂，建议在营养早餐中一并供给。

（4）水分。水分是准妈妈较为容易忽视的一种营养成分，孕期由于血容量的急速增加，水分的需要量增大，可在早餐前喝上1杯温开水，对于治疗孕期容易出现的便秘很有帮助。

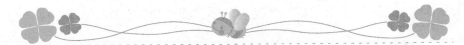

保胎 VS 不保胎，要看情况而定

✳ 什么情况下可以保胎

发生流产征兆后，孕妇及家属总希望医生能千方百计地保胎。但是如果不客观地分析病情，可能会将原本有缺陷、应自然淘汰的胎儿保存下来，从而使新生儿出现残缺、呆傻、智力低下、白化病等畸形。

胚胎也会"优胜劣汰",有些畸形胎儿会通过自然流产的方式脱离母体。相关研究发现,各种流产中,若经积极治疗仍不能奏效,往往是胚胎存在某些缺陷。因此,从优生学来讲,盲目保胎不可取,可能给孩子和父母带来终身痛苦。

保胎必须是在胚胎存活的情况下进行。胚胎存活的指征是早期妊娠反应存在,尿妊娠试验阳性,血绒毛膜促性腺激素阳性,患者症状好转或消失,如腹痛减轻,阴道流血减少或停止,早期 B 超检查有胎芽发育及胎心反射,子宫随妊娠月份增大,妊娠 12 周后可观察到胎动,羊水平面随妊娠月份增大。并要多次连续检查后,确定胎儿存活。

❋ 孕早期常见的保胎方法

1 一般疗法

最好卧床休息,绝对禁止性生活,还要减少不必要的阴道检查。家人要对孕妇给予精神鼓励,使其情绪稳定,增强信心。

2 药物保胎

适当口服镇静剂,如苯巴比妥、氯氮,腹疼下坠者给沙丁胺醇;黄体功能不足者,每日注射黄体酮;其次可辅以维生素 E、甲状腺素粉(适用于甲状腺功能低下者),同时也可借助我国中医学的成功经验,用中医中药保胎。

3 保胎期限

保胎时间原则上 2 周,2 周后症状无好转,提示胚胎可能发育异常,需进行 B 超检查及 β-HCG 测定,决定胚胎状况,给以相应处理,必要时应终止妊娠。

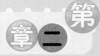

☀ 需要保胎的 4 种情况

做好保胎工作能更好地避免准妈妈发生早产、流产等意外情况。在孕初期，尤其是初产妇对妊娠并不是很了解，如果日常生活中有所大意，不仅会影响胎儿的正常发育，甚至有可能导致胎儿畸形、早产等情况，因此在日常生活中要注意做好保胎工作。除此之外，以下 4 种情况的准妈妈也需要做好保胎工作。

1 怀孕年龄过小或过大

未满 20 岁或者大于 35 岁的女性早产率尤为突出，尤其是不满 20 岁的女性，其早产发生率是 20 至 34 岁女性的 11 倍。因此，女性怀孕时应该充分考虑年龄因素。

2 流产过多

频繁流产或者因流产引发的一系列妇科疾病会对女性的子宫产生很大的损害，因此对于有晚期流产、反复流产、引产或流产后短时间内又再次怀孕的女性来说，早产概率也更大。

3 患有某些疾病

若女性妊娠期间患有一些传染病、妊娠并发症或者内、外科疾病等，也会增加胎儿早产的概率。比如患有流感、急性传染性肝炎、糖尿病、心脏病、高血压等，容易导致早产。此外，孕妇在生病期间乱用药也会对胎儿的发育造成一定的影响，严重的会导致流产。

4 生活压力或意外

有些女性因为生活压力大、受到意外撞击等情况也会造成早产、流产。

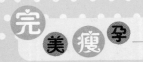

※ 黄体功能不全容易发生流产

妊娠在 6 个月（不足 28 周）以内，胎儿尚不具备独立的生存能力就产出，称为流产。自然流产连续发生 3 次以上，每次流产往往发生在同一个妊娠月，称为习惯性流产。

黄体功能不足（也称之为黄体功能不全）是很常见的女性习惯性流产的诱因，黄体不足，引起的麻烦相当多。女性倘若发生卵巢黄体分泌黄体酮不足，不仅会引起月经失调，还往往会引起早期流产会（包括习惯性流产、不孕等症）。但就目前来说，黄体功能不全的确切病因尚未完全明确，一般认为可能由于促卵泡生长激素和促黄体生长激素分泌失调，使卵泡发育不良和黄体形成缺陷，从而使排卵后黄体分泌黄体酮不足。

尽管黄体功能不全没有明显的症状与不适，患者往往不能发觉，只有在不孕不育时才被诊断出来之外，子宫内膜异位症、催乳素过高、流产后子宫内膜释放前列腺素增多，也可以影响黄体功能。值得强调的是，有的患者滥用氯米芬和黄体酮类药物，往往导致黄体功能不足。

导致黄体功能不全的常见原因是垂体分泌的促卵泡激素、黄体生成素不足，或这两种激素分泌不协调引起的。促卵泡激素和黄体生成素分泌不足时，可以妨碍卵泡发育成熟，这时卵巢虽然可以排卵，但黄体的发育就有可能因受到影响而出现黄体功能不全的现象。

※ 盲目保胎危害大

出现流产征兆后，孕妇及家属总希望医生能千方百计给予保胎。虽然这种心情是可以理解的。但是，从健康角度出发，孕妇要理性面对流产的原因，然后在医生的建议下作出正确处理，绝不能盲目保胎，因为盲目保胎反而会对孕妇产生以下几种危害。

1 心理创伤

由于未找到流产的原因，虽多次妊娠，多次保胎，均告失败，孕妇会对怀孕产生担忧心理，背上沉重的思想包袱。

2 过期流产

盲目保胎可使滞留在宫腔内的胎盘与子宫壁发生粘连，使用保胎药的某些激素有抑制子宫收缩的作用，使坏死的胚胎不易排除，导致过期流产。再作补救人流，不仅增加孕妇痛苦，而且还易发生胚胎残留，子宫穿孔或术后宫腔粘连等并发症。

3 生殖系统感染

发生此感染又不及时处理，可成为慢性炎症，造成继发性不孕。

4 胎儿畸形

有些流产是胚胎发育异常之故，盲目保胎，可生出畸形婴儿。

5 母体凝血功能障碍

坏死胚胎滞留宫内，可释放凝血酶原，干扰母亲凝血功能，引起出血，甚至危及生命。

✳ 卧床保胎不可取

很多人认为，保胎就等于卧床休息，甚至连床都不能下。其实这样不仅会让孕妇觉得无聊，精神上备受折磨，从生理上来说，还会对宝宝的发育造成不利影响。

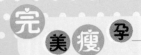

长期卧床保胎有两个缺点：

1 影响孕妇的消化功能

怀孕以后，由于妊娠反应，胎盘激素对消化功能的抑制，以及增大子宫的压迫，孕妇就会出现恶心、呕吐、食欲缺乏、消化力下降和便秘等症状。长期卧床之后，由于明显缺乏运动，大便次数更明显减少，使便秘程度加重。

2 降低孕妇的血液循环

长期卧床使孕妇的全身血液循环变得缓慢，机体抵抗力下降，血液容易在微循环中凝固，形成血栓，最常见的是下肢、盆腔的深静脉血栓，严重者甚至引起产后肺栓塞，可致产妇死亡。尤其是因血栓前状态导致习惯性流产的孕妇，长期卧床更增加了胎盘微循环血栓形成的可能，反而不利于胎儿健康成长。

其实，出现流产迹象的时候，只要适当多加休息就可以，而且，有些流产是由于胎盘细胞生长不良，染色体变异等原因造成的，这一类的情况，就算孕妇整天躺在床上不动，胚胎照样会发育不良，最终停止发育导致流产。

孕期适当地做一些有氧运动，反而有助于肚子里的宝宝健康成长，促进宝宝大脑发育。对孕妇来说，坚持有氧运动，有助顺产又有益身心，对孕妇肺活量、消化功能、神经功能、肌肉骨骼都有好处，可以为自然生产创造条件。

当然，孕妈所有的运动都要以不疲劳、不剧烈为前提，如果在运动过程中孕妇出现头晕、气短、宫缩频率增加、阴道突然有血丝或大量流血，要立即停止运动，并及时就医咨询情况是否正常，是否适合再继续运动。

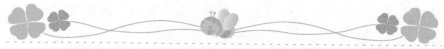

营养物质补充，为宝宝提供充足营养

❋ 微量元素对人体的作用

1 铜

对优生的作用：准妈妈缺铜，可能出现羊膜变薄、质脆、易早破水；胎盘功能低下，而引起胎儿宫内死亡、先天畸形；生长和造血障碍，易发生流产、早产等。新生儿缺铜，表现为精神运动发育迟滞、低血压、骨骼改变、贫血、低体重等。临床研究显示，新生儿缺铜与胎儿缺铜有关。所以，准妈妈饮食中要注意铜的补充。

含铜高的食物有：动物肝、牡蛎、鱼、虾、蟹、贝类、核桃、蘑菇、绿叶菜等。

2 锰

对优生的作用：锰参与一些与骨骼系统形成和造血有关的酶的构成。孕期缺锰会影响胎儿生长发育，出现软骨和影响骨骼生长，使胎儿身高、体重偏低，同时还影响胎儿脑发育，导致智力低下。

含锰较多的食物有：坚果、粗粮、叶菜、茶叶、豆类、肉、蛋、奶等。

085

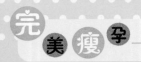

3 硒

对优生的作用：硒对人体的生长发育有促进作用。孕期如果缺硒会影响胎儿正常生长发育，多出现畸形儿，特别是无脑儿。准妈妈缺硒，出生的新生儿易发生呼吸窘迫综合征，支气管炎和肺发育异常。准妈妈也容易发生中毒症，同时会殃及胎儿。

食物中硒的来源有：芝麻、动物内脏、大蒜、蘑菇、海米、鲜贝、淡菜、金针菜、海参、鱿鱼、苋菜等。

4 碘

对优生的作用：碘在人体内最主要的功能是参与甲状腺素的构成。孕期缺碘使胎儿甲状腺素含量不足，导致胎儿发育在各阶段都受到抑制；导致死胎、流产以及妊娠期、分娩期延长，或生出呆、小、聋、哑和癫痫儿。

食物中碘的来源有：海带、虾皮、紫菜、蛤、蚶、蛏、干贝、海蜇、淡菜、海参、龙虾以及生长在富含碘的土壤中的蔬菜为丰富。

✳ 日常饮食"花样"要常翻新

平衡营养来自食品的多样化，偏食的人，有很多食物不吃，就必然会造成饮食单调，营养素不全面，也就不能满足孕妈妈和胎宝宝营养全面的需要。

进行食物混吃搭配，可起到同时吸收多种营养素的作用。下面介绍几种巧妙搭配。

（1）用土豆炖牛肉既可以减小牛肉的油腻感，又可以同时获得土豆和牛肉中的营养。

（2）蒸玉米面馒头时加入黄豆面，可同时获得玉米、黄豆两种食物的营养，味道和质地也大为改善。

（3）蒸大米饭加上红豆，可使味道鲜美，营养丰富。

（4）白面与玉米面发酵后蒸丝糕，是很好的搭配，并且可以同时获得多种营养成分。

食物的多样化还可以使营养价值起到互补作用。比如，吃两种生理价值较低的蛋白质，则因两种蛋白质所含氨基酸不同而形成"取长补短"的作用。另外，营养成分还有互相协调的作用。例如，补充钙时除了吃含钙食品外，同时吃富含维生素 D 的食品，可利于钙的吸收，使得补钙作用成倍增强。

总之，孕妈妈的饮食要尽量做到多样化和搭配食用，这样才能获得全面的营养成分。

❋ 适量吃肉，预防贫血

肉类泛指猪、牛、羊、兔、鸡、鸭、鹅、鸽等。肉类富含优质蛋白质。准妈妈需要补充足够的优质蛋白来满足胎宝宝发育的需求，所以最好孕期适量吃肉来补充营养。此外，畜肉、肝、禽肉中的血红素铁约占食品中铁总含量的1/3，并且吸收率较高。同时肉类蛋白质中半胱氨酸含量较多，半胱氨酸能促进铁的吸收。因此，饮食中有牛、羊、猪、鸡、鸭等，可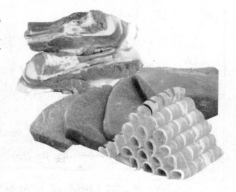使铁的吸收率增加 2~4 倍，可以预防、改善孕期的缺铁性贫血。

肉类中的维生素 A、维生素 D、维生素 K、维生素 E 及 B 族维生

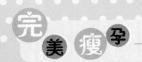

素群等都对准妈妈和胎宝宝的健康非常重要。不过，肉类虽然营养丰富，也不宜食用过量。国外研究发现，食谱中蛋白质含量过高，生殖系统中铵的含量就会相应提高，从而影响 H19 基因的正常印记和胎宝宝发育，并导致流产概率增加。准妈妈每日蛋白质的摄入不应超过总能量的 20%。

❋ 坚果——微量元素的集合体

在食物的分类中，坚果都被归为脂肪类食物，高热量、高脂肪是它们的特性，但是坚果含有的油脂虽多，却多以不饱和脂肪酸为主。胎儿大脑的发育，需要的第一营养成分就是脂类（不饱和脂肪酸）。另外，坚果类食物中还含有 15% ~ 20% 的优质蛋白质和十几种重要的氨基酸，这些氨基酸都是构成脑神经细胞的主要成分，同时还含有对大脑神经细胞有益的维生素 B_1、维生素 B_2、维生素 B_5、维生素 E 及钙、磷、铁、锌等。研究表明，脑细胞由 60% 的不饱和脂肪酸和 35% 的蛋白质构成。因此，无论是对准妈妈还是对胎儿，坚果都是补脑益智的佳品。

适宜准妈妈多吃的坚果有：核桃、花生、杏仁、瓜子、松子、榛子等。准妈妈每天坚持食用 50 克坚果即可，多吃无益。因为坚果类食物油性大，准妈妈消化功能弱了，多吃坚果会引起消化不良。

❋ 豆制品——准妈妈的营养主力军

有的准妈妈不习惯吃豆类和豆制品，这对供给胎宝宝足够的健脑营养素很不利，因为豆类是重要的健脑食品，如果准妈妈能多吃些豆类食品，将对胎宝宝健脑十分有益。

大豆中所含相当多的氨基酸和钙，正好弥补米、面中这些营养的不足。比如，脑中极为重要的营养物质谷氨酸、天冬氨酸、赖氨酸、精氨酸在大豆中的含量分别是米的 6 倍、6 倍、12 倍、10 倍，可见含量之高，对健脑作用之大。

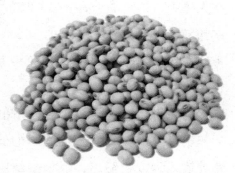

大豆中蛋白质占 40%，不仅含量高，而且多为适合人体智力活动需要的植物蛋白。因此，从蛋白质角度看，大豆也是高级健脑品。大豆含脂肪量也很高，约占 20%。在这些脂肪中，油酸、亚油酸、亚麻酸等优质聚不饱和脂肪酸又占 80% 以上，这就更说明，大豆确实是高级健脑食品。此外，100 克大豆中含钙 240 毫克，含铁 9.4 毫克，含磷 570 毫克，含维生素 B_1 0.85 毫克，含维生素 B_2 0.30 毫克，含烟酸 2.2 毫克，这些营养素都是智力活动所必需的。与黄豆相近的还有黑豆，其健脑作用比黄豆更明显。毛豆是灌浆后尚未成熟的大豆，含有较多的维生素 C，煮熟后食用，是健脑的好食品。

豆浆和豆乳亚油酸、亚麻酸、油酸等以及聚不饱和脂肪酸的含量都相当多，可谓是比牛奶更好的健脑食品。准妈妈应经常喝豆浆，或与牛奶交替食用。

大豆对健脑有如此重要的作用，准妈妈如果怀孕前不习惯吃豆制品，孕后从胎宝宝健脑出发，也应一改原有习惯，努力多吃些豆类和豆制品。

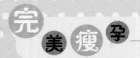

✳ 卵磷脂——宝宝大脑发育的重要营养

卵磷脂的生物学名为磷脂酰胆碱，是人体组织中含量最高的磷脂，是构成神经组织的重要成分，属于高级神经营养素。卵磷脂在人体中占体重的1%左右，但在大脑中却占到脑重量的30%，而在脑细胞中更占到其干重的70%～80%。卵磷脂集中存在于脑及神经系统、血液循环系统、免疫系统及心、肝、肺、肾等重要器官中。

相关国际组织建议，怀孕期间的孕妈妈应适量服用卵磷脂。因为卵磷脂可以保障大脑细胞膜的健康及正常功能，确保脑细胞的营养输入和废物输出，保护脑细胞健康发育。对于处于大脑发育关键时期的胎儿，卵磷脂是非常重要的益智营养素。而且卵磷脂还是大脑神经髓鞘的主要物质来源，充足的卵磷脂可提高信息传递的准确性，具体表现为注意力集中，记忆力增强。此外，卵磷脂是神经细胞间信息传递介质的重要来源，充足的卵磷脂可提高信息传递速度，提高大脑活力，让宝宝以后的思维活动能力和学习能力更强。

✳ 多喝牛奶常补钙

牛奶含有丰富的优质蛋白质，其消化吸收率可达98%～100%。准妈妈每日应摄入蛋白质13～18克，平均为15克。因此，准妈妈每日饮用500毫升牛奶即可满足对蛋白质的需求。牛奶中还含有几乎全部已知的维生素和矿物质，特别是含有大量的钙，为1000～1100毫克/升，不仅含量丰富，而且吸收率高达70%，一般的补钙食品仅为30%左右。由此可见，牛奶是准妈妈极优的钙源。因此，

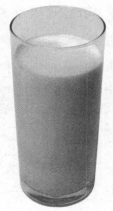

在准妈妈的膳食构成中增加乳制品的比例，对于提高准妈妈及胎儿的营养水平、增强体质具有重要意义。

营养专家认为，孕妇补钙最好的方法是每天喝 200～400 毫升牛奶，每 100 毫升牛奶中含钙约 120 毫克。牛奶中的钙最容易被孕妇吸收，而且磷、钾、镁等多种矿物质搭配也十分合理。

另外，现在有一些专业营养公司研制出孕妇奶粉，它根据孕妇的生理需求，在奶粉中强化钙质，同时兼顾其他营养，冲调方便，口感好，是补钙不错的选择。

孕早期瘦孕食谱

青椒牛肉丝

原料

牛肉 80 克，青椒 2 个，植物油、酱油、淀粉、葱末、姜末、蒜末、料酒、盐、白糖、胡椒、香油、味精各适量。

做法

❶牛肉洗净，横纹切丝，放适量料酒、酱油、淀粉、水拌匀，下锅前加适量植物油；青椒洗净，切细丝，入沸水焯约 1 分钟捞起备用。

❷锅内倒油烧热，加入牛肉丝，翻炒至牛肉丝九成熟时捞起。

❸锅内倒油烧热，将葱末、姜末、蒜末拌炒后，加入牛肉

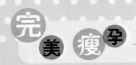

丝、青椒丝及淀粉、盐、白糖、胡椒，大火迅速炒拌均匀，加入味精，淋上香油拌匀即可盛盘。

枸杞蒸鸡

原 料

鸡 1/2 只，大枣、枸杞各 20克，盐适量。

做 法

❶鸡洗净，在关节处剁下翅膀，鸡身剁成小块。

❷鸡块放入沸水内焯 30 秒捞出，放入器皿中加大枣、枸杞、盐后盖盖，再放入蒸锅内，水沸后大火蒸约 40 分钟，即可取出进食。

菠萝鸡

原 料

去骨鸡腿 1 只，新鲜菠萝 50克，蒜末、青椒、葱末、红甜椒各 15 克，酱油、白糖各适量。

做 法

❶鸡腿洗净，切成丁，拌入酱油、白糖腌 10 分钟。

❷菠萝洗净，取肉，切块；青椒、红甜椒分别洗净，去蒂、籽，切丁备用。

❸热锅入油，爆香葱末、蒜末，将腌好的鸡腿肉与菠萝、青椒、红甜椒一起放入锅中拌炒，加少许的水、酱油，煮至鸡肉熟透即可。

鸡丝烩菠菜

原 料

鸡脯肉 100 克，菠菜 200 克，水发粉丝 50 克，海米 15 克，蒜蓉 10 克，枸杞 3 克，植物油、盐、清汤、芝麻酱各适量。

做 法

❶将鸡脯肉洗净，切成丝；菠菜洗净，切成段。

❷海米用温水泡透；枸杞泡透。

❸锅内放油烧热，下入蒜蓉、鸡丝炒香，注入适量清汤，加入海米、枸杞烧沸；再加入菠菜段、粉丝，调入盐、芝麻酱，用中火煮透入味即可。

烩生鸡丝

原料

鸡脯肉 100 克，冬笋 50 克，鸡蛋 1 个（取蛋清），鸡油、植物油、高汤、淀粉、料酒、姜汁、盐、味精各适量。

做法

❶将鸡脯肉切成薄片，再切成肉丝，将蛋清倒入，用手搅匀后，再加较浓的淀粉汁搅拌均匀。

❷冬笋切成细丝；将植物油放入锅中，待油刚一起泡即放入鸡丝，用筷子拨散；待鸡丝发白时，立即取出。

❸在锅中放入高汤及冬笋丝、盐、姜汁、料酒、味精等，待汤煮沸后，撇去浮沫，待汤汁变稠时加入炸过的鸡丝，再倒入汤里，浇上鸡油即可。

什锦鸡丁

原料

鸡肉 150 克，榄仁 75 克，青豆 70 克，胡萝卜 1/2 个，蒜蓉、植物油、盐、淀粉、姜汁、料酒、酱油、白糖、淀粉、香油、胡椒粉各适量。

做法

❶榄仁过水沥干，炸至微黄色盛起；青豆洗净，焯水；胡萝卜去皮，切粒。

❷鸡肉洗净切粗粒，加入调味料拌匀，腌 20 分钟待用。

❸烧热锅，下油爆香蒜蓉，加入青豆、胡萝卜略炒，鸡肉回锅，加料酒，下芡汁料及榄仁炒匀上碟即成。

玉米饭团

原料

糯米 100 克，玉米 30 克，小豆 50 克，红糖 20 克，精盐适量。

做法

❶把糯米和玉米掺在一起洗净，加等量水浸泡一个晚上，煮法与普通米饭相同。

❷把小豆浸泡一个晚上，煮

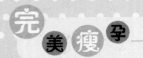

熟，加红糖、精盐，搅拌成馅。

❸用以上原料做成饭团。

豆腐馅饼

原料

豆腐、面粉各 200 克，白菜 800 克，肉末 100 克，虾米 25 克，香油、姜末、葱末、鸡精、精盐、植物油各适量。

做法

❶把豆腐、白菜洗净切碎，用开水焯一下，加入肉末、虾米、姜末、葱末、鸡精、精盐、香油拌匀做成馅料。

❷把面粉与水混匀调成面团，分成若干个等份，并擀成面皮。

❸在两张面皮中间放一团馅料，用小汤碗一扣，去掉边沿，就做成了豆腐馅饼，下油锅煎成两面金黄。

缤纷鲑鱼饭

原料

鲑鱼 60 克，白饭 200 克，洋葱、青椒、红椒、黄椒各 20 克，芥花油 5 克，精盐、酱油各适量。

做法

❶将洋葱、青椒、黄椒、红椒洗净，切小丁，烫熟后备用；鲑鱼去骨切丁。

❷起油锅，炒熟鲑鱼，加入调味料、白饭及洋葱丁、彩椒丁拌匀即成。

肉丝面条

原料

面条 250 克，猪瘦肉 100 克，菠菜 50 克，花生油、葱、姜、精盐、酱油、味精、香油各适量。

做法

❶将猪瘦肉洗净，切成细丝；菠菜择洗干净，切成 3 厘米长的段；将葱、姜洗净，切成丝。

❷锅置火上，烧热后倒入花生油，待油热冒烟时，放入肉丝，迅速炒散，加入酱油、葱

丝、姜丝，翻炒几下，倒入开水。

③开锅后放入面条，煮至面熟，放入精盐、菠菜段、味精、香油，用筷子在锅内搅一下即可出锅。

桂花糕

原 料

小麦面粉 500 克，糖桂花、杏脯各 30 克，鸡蛋 4 个，白糖、香油各适量。

做 法

①把鸡蛋打散，加上白糖，搅动到起泡发白时，加入小麦面粉、杏脯、糖桂花，拌匀。

②在小瓷碗里面抹上一层香油，倒入搅好的面糊，上笼蒸熟。

土豆饼

原 料

土豆 300 克，面粉 200 克，香葱末、精盐、孜然、咖喱粉各适量。

做 法

①将土豆去皮，擦丝，放入水里浸泡。

②捞出土豆丝，放入精盐、孜然、咖喱粉、香葱末、面粉，倒适量水拌匀成稠面糊。

③平底锅中抹油，烧热，舀入一勺面糊，摊平成饼，煎至双面金黄、熟透即可。

蜂蜜水果粥

原 料

苹果半个，梨半个，粳米 100 克，枸杞 5 克，蜂蜜适量。

做 法

①将粳米淘净后，加适量水煮成粥；苹果、梨分别去皮、去核，切成小块，放入粥中，放入枸杞，煮开。

②待粥稍冷后，加入蜂蜜调匀即可食用。

鸡肉粥

原 料

仔鸡 1 只（750 克），大米

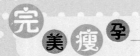

50 克，精盐、酱油、香油、味精、姜末、葱末各适量。

做 法

❶将仔鸡煺毛去内脏洗净；锅内放水，用旺火烧开，将仔鸡下锅浸烫，一提一放连续烫 4～6 次。

❷另起一锅，锅内稍加凉水，将鸡放入锅中加盖，用微火（保持水开为准）煮 20 分钟，再焖煮 20 分钟，捞出；放入凉开水中泡凉，再捞出控干水；在外皮抹上香油，以保持鸡肉光亮。

❸将大米淘洗干净倒入锅内，加原汁鸡汤用大火煮沸，再改用小火煮至粥稠，便成鸡粥。

❹食用时将鸡粥盛入碗内。将鸡身部位切片装盘，将葱末、姜末、精盐、酱油、味精、香油调匀成作料，蘸食。

淮山芝麻粥

原 料

淮山药 15 克，黑芝麻、冰糖各 120 克，玫瑰糖 6 克，鲜牛奶 200 毫升，粳米 60 克。

做 法

❶将粳米洗净，用清水浸泡 1 小时，捞出沥干；淮山药切成小颗粒；黑芝麻炒香。

❷将以上三种原料放入盆中，加水和鲜牛奶拌匀，磨碎后滤出细蓉，备用。

❸锅中加入清水，冰糖溶化过滤，烧开后将粳米、山药、黑芝麻的浆汁慢慢倒入锅内，加入玫瑰糖，不断搅拌成糊，熟后起锅即成，早晚空腹服。

芹菜炒羊肉

原 料

羊肉、芹菜各 250 克，姜丝、料酒、鸡精、淀粉、醋、豆瓣酱、酱油、精盐、高汤、植物油、香油各适量。

做 法

❶将羊肉洗净切丝，放入开水中焯烫，去血水，加适量精盐、料酒、酱油、淀粉搅拌均匀；芹菜洗净，切段备用。

②在锅中倒入适量植物油，烧热，放入豆瓣酱炒出香味，放入羊肉丝、芹菜段、姜丝翻炒片刻。

③将适量酱油、醋、料酒、鸡精、精盐、淀粉、高汤调成汁，倒入羊肉中，拌炒均匀，淋几滴香油即可。

鱿鱼松子

原 料

鲜鱿鱼 500 克，松子仁 25 克，葱 1 段，姜 1 小块，酱油、清汤、黄酒、水淀粉、精盐、猪油各适量。

做 法

①鱿鱼去掉薄边，十字花刀交叉切成松果形，放入热猪油锅中，翻炒至卷起后，盛出。

②葱、姜洗净，葱切段，姜切片。

③锅置火上，放入猪油烧热，放入葱段、姜片炸出香味，捞出葱段、姜片，放入松子仁略炒呈杏黄色，均匀地倒在鱿鱼上。

④炒锅内加入适量清汤、酱油、精盐、黄酒，大火烧沸，撇去浮沫，用水淀粉勾芡，浇在鱿鱼、松子上即可。

鸡脯扒小白菜

原 料

小白菜 1000 克，熟鸡脯 1/2 个，牛奶 50 毫升。花生油、精盐、味精、料酒、水淀粉、葱花、鸡汤各适量。

做 法

①将小白菜切成段（注意让菜心相连，不能散乱），用开水焯透，捞出用凉水过凉后放入盘内备用。

②起油锅，先将葱花放入锅中炝好，再烹料酒，加入鸡汤和精盐，放入鸡脯和小白菜，用旺火烧开后加入味精、牛奶，用水淀粉勾芡即成。

糖醋黄花鱼

原 料

黄花鱼 1 条，葱末、姜末、

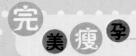

精盐、胡椒粉、白糖、醋、香油、水淀粉、植物油各适量。

做 法

❶把黄花鱼洗净，在鱼身上斜切几刀，用精盐、水淀粉涂遍鱼身。

❷将植物油倒入锅中烧热，把黄花鱼下入油锅炸至酥透，捞起。

❸锅中留底油，放入葱末、姜末炒香，再加入其他配料，开锅后用水淀粉勾芡，淋在鱼身上即可。

第三章

孕中期：进补有节制，体重好管理

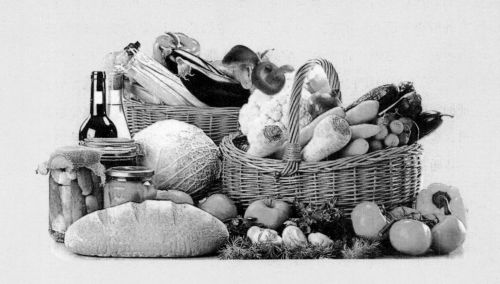

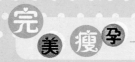

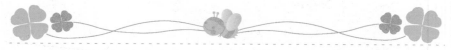

"孕"味初现，别着急进补

❋ 急着进补，警惕长肉不长胎

　　孕中期，很多孕妈妈的肚子开始微微隆起，想到肚子里一天天长大的胎宝宝，孕妈们经常会纠结吃什么才能进补。有些心急的孕妈会在这时候进补各类高档补品，并且每顿都大鱼大肉伺候着。然而，这样只会让自己的体重数字上升，对胎儿是没有好处的。

1 进补过多，胖的是孕妈

　　现在不像以前，怀孕不会以牺牲孕妈妈的健康为代价。因而，现在孕妈妈很注意营养的摄取，这不仅为胎儿，更为自身将来的健康。但凡事有度，过犹不及，孕妈妈的体重需要合理增长，而不是盲目进补，否则会让孕妈妈身体脂肪堆积，造成"长肉不长胎"，长上身的脂肪也难甩掉，还增加了孕妈妈患妊娠糖尿病、妊高征的风险。有时还可造成"巨大婴"——胎儿体重过大造成分娩困难，也增加了孩子将来肥胖的风险。所以，着急进补会造成孕妈妈的体重疯狂增长，这是有百害而无一利的。

2 进补要看体质

　　对孕妈妈们来说，孕期吃羊肉、牛肉、黄鳝、板栗等有温阳益气的作用，但却并不适合阴虚体质的孕妈妈食用。而海参、百合、银耳、甲鱼等对阴虚血热的孕妈妈不错，阳气虚的孕妇则不适合。所以如果选择偏温性或偏凉性的食物，应当注意一下体质属性。

3 营养平衡最重要

孕期进补重在营养平衡，配方合理。不少孕妈在怀孕之后由于妊娠反应，或者原本就比较挑食，所以在孕期这也不吃，那也不吃，造成的后果就是孕妈补充的营养物质过于单一，不利于胎儿的发育成长。

❋ 孕妇瘦孕的 5 条定律

（1）以膳食指南为饮食指导，保持适宜的体重增长：体重正常者最理想的体重增加量为 1 ~ 2 千克、孕前超重者应将体重增加量控制在 1.5 千克以内、孕前较瘦者要尽快恢复标准体重。

（2）根据自己的口味喜好，规律进食三餐及两次小加餐，尽量丰富食物种类，做到粗细搭配、主副均衡、品种多样：谷类及薯类等富含碳水化合物的食物应占全天热量的 55% ~ 60%，主食品种及样式一定要丰富多彩；每天摄入约 70 克的优质蛋白质；不做素食主义者，广泛摄入禽畜肉、蛋类、鱼虾类、奶及豆制品；脂肪摄入量不超标、控制动物脂肪摄入量，并以植物油作为主要食用油脂，以帮助胎宝宝获取丰富的必需脂肪酸。

（3）适当增加热量摄入，但不可过量。每次早孕反应出现前或感觉恶心的时候吃一点儿清淡易消化且较干的细粮，如烤面包片、米饭、面条、土豆等。

（4）不盲目进补：孕早期对热量、蛋白质和脂肪的需求无明显

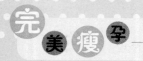

增加。进补过度、体重增加过快会增加妊娠糖尿病等问题的发生概率。

（5）饮水要足量，饮食中增加汤羹类食物，呕吐严重时更要酌情补充。

❋ 桂圆大热，孕妇要少吃

龙眼中含有葡萄糖、维生素、蔗糖等物质，营养丰富，有补心安神，养血益脾之效，是补血佳品。然而对孕妇，特别是对早孕的妇女来说，却应少吃。

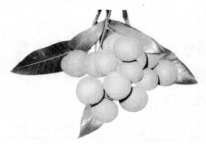

从中医角度上讲，龙眼虽然可以滋补气血，益心脾，但它性温味甘，极易上火，阴虚内热、痰火体质的人不宜服用。而孕妇受孕后，阴血都聚集起来供养胎儿，所以多数孕妇都是阴虚燥热体质。

因此，孕妇吃太多的龙眼后不仅增添胎热，而且容易导致气机失调，引起胃气上逆、呕吐，日久则伤阴，出现热象，易引起腹痛、见红等先兆流产症状，所以孕妇不宜吃太多龙眼。

龙眼拨去皮，晒干以后，就是桂圆。孕妇慎吃龙眼，也尽量不要吃一些桂圆补品，可以吃一些清热养阴或清润平补的药物。

不过如果孕妇嘴馋，偶尔吃两颗也不会出现问题。孕妇一旦进食过多桂圆则有导致流产的可能，也不是绝对的，孕妇不要有心理负担，只要注意观察，看身体是否出现不适的情况。如有异常情况出现，需立即到医院检查。

久煮的骨头汤不宜喝

不少崇尚食补的孕妇有爱喝骨头汤的习惯，并觉得熬汤时间越长，味道越鲜美，营养就越丰富。事实上，这种观点是错误的。其实，无论多高的温度，也不能将骨骼内的钙质溶出，因为动物骨骼中所含钙质不易分解，久煮反而会破坏骨头中的蛋白质，因此，熬骨头汤不宜时间过长。

健康的骨头汤做法是：炖汤之前，先将洗净的骨头砸开，然后放入冷水，冷水一次性加足，并慢慢加温，在水烧开后可适量加醋，因为醋能使骨头里的磷、钙溶解到汤内；同时，不要过早放盐，因为盐能使肉里含的水分很快流失，会加快蛋白质的凝固，影响汤的鲜美。此外，专家推荐的炖具为压力锅，因为用压力锅熬汤的时间不会太长，而汤中的维生素等营养成分损失不大，骨髓中所含的微量元素也易被人吸收。长时间炖出的浓汤，或以猪骨、鸡脚、连皮家禽、肥肉类煮成的汤，含有大量的饱和脂肪，且口感肥腻，这类汤对胃肠道有一定刺激，故孕妇不宜食用。

大骨汤本身营养丰富，其中含有胶原蛋白、脂肪等易于人体吸收的营养，猪肉本身属于温性食物，不易上火，比牛羊肉更易消化和吸收。

吃点辣椒未尝不可

女性在怀孕期间要尽量避免食用辛辣的食物，但万事无绝对，孕妈妈不要因此就把辣椒等辛辣的食物拒之门外。适量地食用辣椒对孕妈妈也有一定的好处。

辣椒的营养成分十分丰富，蛋白质、脂肪、碳水化合物、维生

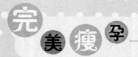
素、矿物质它通通都含有。食用辣椒可以给孕妈妈提供全面的营养元素，而且适量食用辣椒还可以增强孕妈妈的食欲。因为辣椒可以刺激口腔及肠胃，增加消化液分泌量，使孕妈妈看见食物后食欲大增，不再愁眉苦脸。

此外，食用辣椒还可以治疗咳嗽、感冒，缓解呼吸不畅症状。还能促进血液循环，改善孕妈妈怕冷、怕风等症状。辣椒是把双刃剑，有利也会有弊，尤其是对于孕妈妈来说，一定要控制好辣椒的食用量。

※ 孕期进补不长肉的 6 款食物

孕妇要为胎宝宝提供充足的营养，适当的进补是需要的，加强饮食营养利于宝宝的发育，但是很多准妈妈会出现这样的困扰，补过了头就会上火，出现咽喉肿痛，便秘等症状，严重影响身体健康。其实，孕期滋补要懂得吃正确的食物，这样才能既增加营养，又不会带来副作用。

1 葡萄干

葡萄干内含大量葡萄糖，对心肌有营养作用，有助于冠心病人的康复，由于钙、磷、铁的相对含量高，且富含维生素和氨基酸，是孕妇的滋补佳品，可补气血、暖肾，对贫血、血小板减少有较好疗效，对神经衰弱和过度疲劳有较好的滋补作用。

2 蜂蜜

蜂蜜几乎含有蔬菜中的全部营养成分。蜂蜜可促进消化吸收，增进食欲，镇静安眠，提高机体抵抗力，对促进婴幼儿的生长发育有着积极作用。在冬季每天喝上 3～4 汤匙蜂蜜，既补充营养，又可保证大便通畅。蜂蜜还是一种天然的美容佳品，作为润肤剂经常外擦，对皮肤的表皮、真皮起直接营养作用，可促进细胞新生，增强皮肤的新陈代谢能力。

3 牛肉

孕妇对铁和锌的需求是一般人的 1.5 倍。一旦体内储存的铁耗尽，很容易导致贫血。锌不但有益胎儿神经系统的发育，而且对免疫系统也有益，有助于保持皮肤、骨骼和毛发的健康。缺锌时人的免疫力下降，容易生病，对胎儿的神经发育容易产生不利影响。

牛肉的营养价值比一般天然食品高。孕妇一个星期吃三至四次瘦牛肉，每次 60~100 克，可以预防缺铁性贫血，并能增强免疫力。瘦牛肉也不会对血液中的胆固醇浓度造成负面影响。

4 虾

虾含有很高的钙。如果孕妇吃虾以后没有不良反应，如过敏、腹痛，就没有问题。怀孕期间适量多吃虾或虾皮可以补充钙、锌等微量元素，尤其是钙可以促进幼儿的生长。吃虾也可以促进幼儿脑部的发育。

5 番茄

番茄营养非常丰富，除了含有丰富的维生素之外，还富含果酸、番茄素等营养成分。吃番茄不光是对宝宝有帮助，还能让准妈妈越来越漂亮；且番茄所含有的苹果酸和柠檬酸可帮助胃液对脂肪物质进行消化，妈妈要是食欲缺乏，或是吃多了油腻的饭菜，吃点番茄可助消化；番茄素还可以抑制一些细菌，起到增强抵抗力，预防病菌的作用。所以妈妈们要多吃番茄哦。

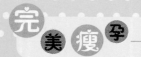

6 大枣

老人说："一天三枣，医生饿倒！"意思是说，每天吃三颗大枣，医生都没活干了，可见大枣的温补效用。大枣补气，补脾，孕妇一天吃几颗枣，不但肤色红润，且因大枣中富含的丰富的葡萄糖，可增加妈妈和宝宝的身体免疫力。

※ 莲藕帮助孕妈改善气血

莲藕全身都是宝，常食用莲藕可以养阴润燥、益血滋阴，对孕妈妈的身体有很好的调理作用，可起到无病健体，有病治病的功效。

另外，莲藕中还含有大量的食物纤维，可以促进肠胃的蠕动，防治孕期便秘。并且，莲藕可以做成很多美味的佳肴，对于食欲欠佳的孕妈妈来说是增强食欲的最佳菜肴。

虽然在怀孕的时候要忌吃凉性的食物，但唯独莲藕例外，这是为什么呢？因为食用莲藕时，只要用热水煮一下，它就会由凉性变为温性，转而成为健脾补胃的良好食材了，非常适宜孕妈妈补益身体。

藕身中的段节也是一味良药，可以健脾开胃，有养血、止血的作用，孕妈妈食用后还能改善气色，养血的同时还可以帮助滋养胎儿。所以，烹饪藕肴时不要将其丢掉，可以同藕段一起做出美味的佳肴。

综上所述，女性孕期补益身体可以适量选择莲藕。秋季是吃藕的最佳时期，如果有条件，可以用莲藕来烹饪各种美食，煮、炒、凉拌等，都是非常不错的。

预防妊娠糖尿病

妊娠糖尿病是临床常见的一种并发症。妊娠期间的糖尿病有两种情况，一种是妊娠前已有糖尿病的患者妊娠，称为糖尿病合并妊娠；另一种是妊娠前糖代谢正常或有潜在糖耐量减退，妊娠期才出现或发现糖尿病，又称为妊娠期糖尿病（GDM）。糖尿病孕妇中80%以上为后者，糖尿病合并妊娠者不足20%。糖尿病对准妈妈和胎儿都有较大危害，必须引起重视。

1 妊娠糖尿病对孕妇的影响

准妈妈患有妊娠糖尿病，可使生育率降低，流产率升高，妊娠高血压综合征发生率升高。患者抵抗力下降，易合并感染，以泌尿系感染最多见；羊水过多的发生率较非糖尿病孕妇多10倍；巨大儿的发生率明显增高，难产、产道损伤、手术产率高，产程长易发生产后出血；易发生酮症酸中毒。

胎儿畸形的发生率为6%～8%，高于非糖尿病孕妇；巨大胎儿的发生率高；胎儿宫内生长受限的发生率为21%，多见于严重糖尿病伴有血管病变时；早产发生率增加；新生儿高胆红素血症、低血糖等疾病的发病率都会增高，糖尿病孕妇分娩的新生儿即使是足月的，也要按早产儿处理，要加强肺功能及血糖的检测。

2 预防妊娠糖尿病的饮食原则

（1）注意餐次分配。一次进食大量食物会造成血糖快速上升，若准妈妈空腹太久时，容易产生酮体，所以建议少量多餐，将每天应摄取的食物分成5～6餐。特别要避免晚餐与隔天早餐的时间相距过长，所以睡前要补充点心。

（2）摄取正确糖类。不吃淀粉类食物并不能控制血糖或体重，正确的做法是尽量避免加有蔗糖、砂糖、果糖、葡萄糖、冰糖、蜂蜜、麦芽糖的含糖饮料及甜食，尽量选择纤维含量较高的未精制主食，更有利于血糖控制。

（3）控制蛋白质摄入量。妊娠中期、后期每天需增加蛋白质的量各为6克、12克，应从蛋、牛奶、深红色肉类、鱼类及豆浆、豆腐等豆制品中补充蛋白质。

（4）多摄取纤维素。多摄取高纤维食物，如以糙米或五谷米饭取代白米饭，增加新鲜蔬菜、水果的摄取量等，这些做法可以帮助控制血糖。

（5）准妈妈宜少吃糖果、点心、甜饮料、油炸食品及高脂食品，降低妊娠糖尿病的发病率。

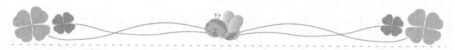

宝宝在发育，补点蛋白质准没错

✳ 蛋白质对胎儿的发育影响

女性在怀孕期间对蛋白质的需要量增加，以满足母体、胎盘和胎儿生长的需要。在孕期增加的体重中，蛋白质占将近1千克，其中一半贮存于胎儿。孕期蛋白质的贮存量随孕周的增长而增加。

蛋白质对孕妇和胎儿都具有重要作用。人体中，蛋白质的含量占脑干的总重量的30%～35%，我们的皮肤、肌肉、内脏、毛发、韧带、血液等都是以蛋白质为主要成分，更为重要的是，蛋白质是人的大脑复杂智力活动中不可缺少的基本物质，如果在胎儿期蛋白质供应不足，则会引起胎儿大脑发育障碍，将严重影响出生后的智能水平。蛋白质对脑的发育尤为重要。有几种氨基酸对胎儿生长有特殊的作用，如色氨酸缺乏可引起先天性白内障。某种氨基酸过多，也可以引起氨基酸失去平衡或产生拮抗作用，对胎儿的生长有不利影响。

机体的每一个细胞和所有的重要组成部分都需要蛋白质参与，胎儿期各种器官功能的发育，都是依靠体内组织蛋白质的合成与积累为基础的。蛋白质具有多种多样的结构，故有各种生物学功能，并且对遗传等生命活动也起着重要的作用。尽管成年人的生长发育已停止，但各种组织的更新修补过程主要是组织蛋白的分解和合成，并且孕中期是胎儿发育的高峰期，因此，孕妇补充蛋白质是非常有必要的。

※ 蛋白质含量丰富的食物

蛋白质含量丰富的食物有鸡蛋、猪瘦肉、鸡肉、兔肉、牛肉、鱼类、豆制品、小米、豆类等。

在动物蛋白中，牛奶、蛋类的蛋白质是所有蛋白质食物中品质最好的，其原因是最容易消化，氨基酸齐全，也不易引起痛风发作。

在植物蛋白中最好的是大豆蛋白，大豆中含35%的蛋白质，而且非常容易被吸收，因此大豆蛋白一直是素食主义者的最主要的蛋白质来源。豆制品可降胆固醇，还可抗癌，大豆蛋白含有丰富的异黄酮，异黄酮是一种类似荷尔蒙的化合物，可抑制因荷尔蒙失调所

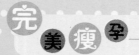

引发的肿瘤细胞的生长。

另外，食用菌也是瘦身族的主要蛋白质来源。为了提高食物蛋白质的高效营养价值，在安排孕妇饮食的过程中，必须将不同来源的动物、植物食品混合，科学搭配食用，使其起到互补作用。

❀ 蛋白质补多少合适

孕妇妊娠期间，胎儿、胎盘、羊水、血容量增加及母体子宫、乳房等组织的生长发育约需 925 克蛋白质，其中胎儿体内约 440 克，胎盘 100 克，羊水 3 克，子宫 166 克，乳腺 81 克，血液 135 克。分布在孕早、中、晚期的日增加量分别为 1 克、4 克、6 克。

在我国，膳食以谷类为主的广大地区，考虑谷类蛋白质的利用率通常较低，《中国居民膳食营养素参考摄入量》提出我国居民膳食蛋白质推荐摄入量，建议轻体力劳动的妇女为每日 65 克，孕早期（孕 1 ~ 3 个月）每日增加 5 克，孕中期（4 ~ 6 个月）每日增加 15 克，孕晚期（7 ~ 9 个月）每日增加 20 克。

❀ 蛋白质虽好，但也要适量补

一些孕妇以为蛋白质既然是好东西，一定是多多益善，于是大补特补，不但大量食用各种海鲜，还常额外补充蛋白质粉。其实，过犹不及，太多或太少都是不合理的。孕妇身体健康、营养全面，不应再额外补充蛋白质，除非经检查患有低蛋白血症。

另外，孕妇食用过量蛋白质粉，可能会导致体重趋重，而这些都不利于孕妇的自然分娩，产后体形恢复也比较慢。其实，孕妇在孕期所需要的营养元素很丰富，如脂肪、铁、钙等，并非只有蛋白质一种，需要全面均衡营养。而且从食物中（蛋、肉类、大豆、牛奶）摄取蛋白质比吃蛋白质粉更能被人体吸收。

相反的，一些孕妇在计算自己每日补充的蛋白质是否足够时，会犯下过高估算的错误，比如，把牛奶、鸡蛋、鱼、瘦肉等食物的总重量误认为是蛋白质的供应量。实际上，这些食物所含蛋白质是比其他一些食物的含量高，但是并不代表这些食物就都是 100% 的蛋白质。如牛奶中含水量为 87%，蛋白质仅含 3.3%，即使每天喝上 500 毫升鲜牛奶，供给人体的蛋白质才 16.5 克；鸡蛋也不是全部的蛋白质，不过鸡蛋中蛋白质的含量相对比较多，蛋白质占去皮鸡蛋重量的 14.7%，即使吃去皮的实际重量达 100 克的鸡蛋供给人体的蛋白质也仅仅为 14.7 克。

所以不要把含蛋白质较高的食物的重量都当作是蛋白质的量，如果这样来计算的话，实际上摄入的蛋白质的量是远远不能满足需要的。根据劳动强度的不同，孕妇每天的蛋白质需求量也是不同的，一般准妈妈的劳动强度大多属于极轻体力和轻体力劳动，那她们每天需要的蛋白质为 80 ~ 85 克。

❋ 8 种养颜瘦身的高蛋白食物

1 蛋清

蛋清是蛋白质的良好来源，起到非常有效的控制食欲的作用。蛋清的脂肪含量较低，还能帮助你增加饱腹感，从而减少其他食物的摄取量，是减少食量的一个好方法。

2 低脂牛奶

牛奶不仅含有大量的蛋白质，它还是钙质的最佳来源。

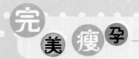

钙质能加快体内的脂肪燃烧，而牛奶就是美白减肥的佳品哦！但是，喝牛奶减肥要选择低脂的哦，否则脂肪摄入过量的话，对健康减肥也是非常不利的。

3 去皮鸡胸肉

去皮的鸡胸肉不仅热量较低，它还能帮助你增加饱腹感，从而减少热量的摄入。鸡胸肉含有大量的优质蛋白和不饱和脂肪酸，能大大增加你的饱腹感和加快脂肪的燃烧，是非常理想的瘦身食品之一。

4 鲑鱼

鲑鱼所含的不饱和脂肪酸是加快脂肪燃烧的重要营养物质，这也就是它有助于减肥的主要亮点之一。当然，鲑鱼也是高蛋白食物的代表之一。另外，经常食用鲑鱼还能增加体内的肌肉含量，为准妈妈的怀孕分娩助力。

5 瘦红肉

不要以为肉类就能让你发胖，有些富含蛋白的肉类则是能帮助你瘦身的理想食物哦！瘦红肉是优质蛋白的良好来源，适量食用能增加饱腹感，有助于减少热量的摄入，能起到非常明显的减肥作用。

6 坚果

坚果是不可置疑的减肥零食，它们含有大量的蛋白质，能帮助你延长饱腹感，餐间吃点坚果的话，能减少暴饮暴食的现象。另外，坚果含有的不饱和脂肪酸也是增加饱腹感和加快燃脂的重要营养物质。

7 莲子

莲心中所含的生物碱有助于降血压，可以帮助你治疗

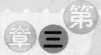

便秘，从而达到排毒减肥的效果。另外，莲心具有养生安神的功效，除了可以减肥外，还可以治疗睡眠不稳的症状。但是，莲子不宜食用过多，否则容易引起大便干燥，从而导致便秘问题。

8 鳟鱼

鳟鱼跟鲑鱼一样，都能起到非常明显的瘦身功效。首先，鳟鱼也是富含欧米伽-3脂肪酸的食品，而这种脂肪酸有加快燃脂的功效。其次，鳟鱼中丰富的蛋白质能增加饱腹感。所以，多吃鳟鱼可以帮助准妈妈补充蛋白质，又能瘦身。

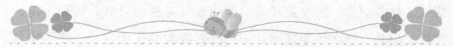

讨厌妊娠纹，试试有规律地增加体重

❋ 控制体重，避免妊娠纹的最佳方法

每个准妈妈都希望自己在产后能恢复窈窕的身姿，但也有很多年轻的妈妈发现，产后身材虽然恢复了，但难看的妊娠纹却怎么也无法忽略。市面上有很多种应对妊娠纹的产品，比如精油、抚纹霜等，但无论什么产品，都比不上在孕期做好预防工作，避免妊娠纹的出现更重要。

1 妊娠纹的形成

妊娠纹一旦形成就不可能被完全去除。妊娠纹的形成主要是因为女性在妊娠期间子宫急剧增大、腹部快速隆起，使皮肤真皮层中的弹力纤维与胶原纤维因外力牵拉而受到不同程度的损伤或断裂，皮肤变薄变细，腹壁皮肤会出现一些宽窄不同、长短不一的粉红色或紫红色的波浪状花纹。分娩后，这些花纹会逐渐消失，留下白色或银白色的有光泽的瘢痕线纹，即妊娠纹。就像我们长胖后会把原先合身的衣服撑裂一样。衣服撑裂后虽然可以修补，但会留下痕迹。妊娠纹也一样，虽然可以修复，但不能完全去除。因此要想避免妊娠纹，最好的方法是做好预防。

2 预防妊娠纹，控制体重是关键

虽然很多孕妇在孕期会选用一些滋润型产品来涂抹腹部、大腿、臀部等容易出现妊娠纹的部位，但还是无法避免产生妊娠纹。这是因为，抚纹霜起到的作用仅仅是滋润肌肤，增加一定的弹性。但是女性在怀孕期间，一旦腹部隆起的速度过快，腹围增长得过多，抚纹霜给皮肤带来的增弹效果几乎无济于事。

因此，要想尽可能地避免出现妊娠纹，最重要的就是合理控制体重。有些女性被传统观念影响，认为孕期应该加强营养，吃得过多，造成孕期体重增长过多、过快，导致皮肤过度拉紧，使得皮下纤维断裂，产生妊娠纹。一般来说，整个孕期体重增长应控制在 11 ～ 14 千克，每个月的体重增加不宜超过 2 千克。在控制体重的同时，使用一些涂抹滋润型护肤品，才能起到一些辅助作用。

❋ 美食不过量，有节奏地增长体重

孕期饮食的核心是适量，既不要吃太少，也不要吃太多。吃太少，饮食营养不足损害胎儿生长发育以及母体健康；吃太多，饮食过剩（主要是能量过程）也对母子双方有害。并且增加"巨大儿"

（出生体重超过 4 千克）、难产和剖宫产的概率，影响孩子长大后的健康状况，包括易患 2 型糖尿病、高血压、冠心病、动脉粥样硬化等；对母亲则造成生育后肥胖、增加患慢性病的风险。

那么，如何才能保证孕期饮食营养既不缺乏也不过剩呢？有效的方法是进行孕期体重管理，使孕期体重增长的速度在正常的范围内，不要太慢、太少，也不要太快、太多。

确定怀孕后，孕妇应根据自己怀孕前的身高、体重来制订孕期总的体重增长目标。首先，计算体重指数（BMI），BMI = 孕前体重（千克）÷［身高（米）］^{2}；然后，判定自己孕前体形属于"偏瘦""正常""超重""肥胖" 4 种情况中的哪一种，凡 BMI 在 18.5 ~ 24.9 范围内为正常体形，凡 BMI 在 25.0 ~ 29.9 范围内为超重，凡 BM1 ≥ 30.0 为肥胖，凡 BMI < 18.5 为偏瘦体形。

孕中期、后期，准妈妈要经常测量自己的体重，密切观察体重的变化。如果每月体重增加不足 1 千克，或增加超过 3 千克，都是异常情况。体重轻的要加强营养，体重过重的也不要盲目减肥。

孕妇体重增长表：

（1）孕前标准体重（千克）= ［（身高）米］^{2} × 21（理想值为 22），即身高 160 厘米、孕前基础标准体重为 1.6 × 1.6 × 21 = 53.76 千克。

（2）孕前实际体重与标准体重差比为肥胖度 = （实际体重 − 标准体重）/ 标准体重 × 100%，肥胖度超过 20% 的要注意控制体重了。

（3）测量肥胖度的 BMI 值 = 体重（千克）÷［身高（米）］^{2}，< 20 为偏瘦，20 ~ 24 为正常，24 ~ 26.4 为略胖，26.4 以上为过胖。

（4）分娩时的安产理想体重 = （妊娠前的 BMI × 0.88 + 6.65）× ［身高（米）］^{2}。例如身高 155 厘米、妊娠前 50 千克的理想体重为 59.97 千克、60 千克为 68.76 千克、70 千克为 77 千克，那么

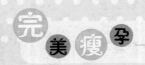

7～10千克是孕期的体重增加适宜范围。

（5）个子达不到1.50米的人必须对体重调节下功夫。个子比普通个子小的时候平常骨盆窄的概率非常高。骨盆窄容易引起难产，所以要注意婴儿过大以及产道内脂肪的过度积累。

（6）怀孕后很多的孕妇有怀孕反应。怀孕反应是增加体重的直接要素。因怀孕反应受到影响的孕妇，怀孕反应之后爆食高能的食物容易造成肥胖。所以过了怀孕反应之后，尖彻底地管理饮食习惯，1的体重增加量不超过500克为好。1周之内体重增加500克以上并且有水肿的现象的时候最好是咨询医生。

※ 控制食物热量的小方法

制定孕妈妈食谱时，食物的种类固然重要，但在食物的烹饪方法上同样需要下工夫。在相同的营养元素中不仅有低热量食品，也有高热量食品，即使是同一种食品，由于烹饪方法不同，其热量也不尽相同。以下处理方法可以最大限度地降低食物的热量。

1 选择禽畜热量较低的部位

在牛肉和猪肉中，里脊、猪腿肉和后身等部位的肉，都是热量较低的红色瘦肉。鸡肉中，胸脯肉比大腿肉的脂肪含量少。此外，烹饪的时候将肉皮除去，也能够大大降低热量。

2 巧用不粘锅

炒青菜的时候，如果使用不粘锅可减少油的使用量，热量也会随之降低。

3 减少热量的烹饪方法

将肉类同生姜、蒜、葱一起放在小火上煮一遍，并把油和膻味分离后再进行烹饪可减少热量。另外，在烤架上烤制比在炒锅里炒制更能减少食物的热量。

4 计量勺的用途

在放调味料的时候不能目测，而应尽可能使用计量勺或者计量杯。

5 妙用微波炉

做油炸食物的时候，不能将食物直接投入油中，而应当使用微波炉。在原料上涂抹佐料以后，再涂抹一层植物油，最后再放入微波炉里加热。这样既可以享受烤制的美味，又能达到减少热量的效果。

❈ 体重失控，饮食来挽救

孕早期，准妈妈都想把体重控制在正常的范围内，可总有一部分准妈妈会遭遇体重失控的问题，或者迅速飙升，或者骤然减重。无论出现哪种问题，都应该从饮食方面入手调理，这是孕期体重管理最直接、最有效的方式。

有人认为，准妈妈身系两命，体重应该是从妊娠起就逐渐增加。可是，总有许多准妈妈过不了早孕反应这一关，出现体重不升反降的"反常"现象。

其实，孕早期体重骤降，是一种很正常的现象。首先，早孕反应如恶心、食欲缺乏、孕吐等，会严重影响准妈妈的热量摄入，导致体重减轻。其次，怀孕后准妈妈所需热量有所增加，如果饮食不变，准妈妈的身体会优先为胎儿提供营养。如果准妈妈摄入的热量都被胎宝宝消耗了，就需要动用自身储存的脂肪来供给所需营养素，

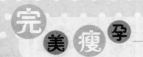

这也会导致孕期体重下降。而且，怀孕初期宝宝体重增长慢，到第3个月也不过才48克重，不会因为有了宝宝使准妈妈体重立即上升。

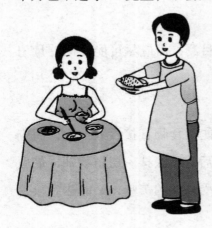

所以，准妈妈体重骤降很正常，一般不会对胎儿的发育造成影响。为了避免体重下降过快，可以在一日三餐上稍微花些心思。比如，饭菜要养眼、清爽，适当食用番茄、黄瓜、茄子、胡萝卜、哈密瓜等，热量低，营养高，还易增进准妈妈的食欲；选择食物前还可以征求准妈妈的意见，多做一些符合准妈妈胃口的饭菜。

家人还要注意营造愉悦的进餐环境，播放轻松的音乐，或者在餐桌上点缀些鲜花等。这些小布置可以使准妈妈拥有好心情，减轻对孕吐的恐惧，可以有效地增加食欲。一般情况下，随着早孕反应的减轻，准妈妈的体重都会慢慢"反弹"至孕前体重。

✳ 试着按摩，减缓妊娠纹

产后妊娠纹并不会消失。孕妇除了可通过体重的控制、腹部按摩及均衡营养素的摄取来减缓妊娠纹的产生，并且在怀孕初期适度地使用除纹霜，对预防或减缓妊娠纹的产生有一定的作用。除纹霜中的胶原蛋白成分，可补充真皮层的胶原蛋白，预防纤维断裂，这是一般乳液或是甘油类的保湿剂无法达到的效果。

许多孕妇涂抹了各式除纹霜，却感觉根本没有用。究其原因，与涂抹时机、使用方法不当有关。孕妇容易出现妊娠纹的五大部位，腹部、大腿、胸部、背部及臀部，各有不同的按摩秘诀。

（1）腹部：以肚脐为起点，沿顺时针方向不断地画圈按摩，画圈时应由小至大向外扩散，直至均匀地涂满整个肚皮为止。

（2）大腿：以膝盖为起点，由后侧往上推向髋部10次。

（3）胸部：涂抹乳房时，可以乳沟作为起点，以指腹由下至上、由内至外轻轻画圈按摩，直至贴近下巴的脖子为止。

（4）背部：双手由脊椎的中心往两侧推10次。

（5）臀部：涂抹时可将双手放在臀部下方，用手腕的力量由下往上、由内至外轻轻按摩即可。

最佳的除纹滋养乳液的涂抹时间，是在洗完澡后或是睡前，针对变化最大的肚皮进行涂抹，一边涂抹的时候，也可以顺便跟宝宝说说话，培养你们之间的感情。身体的其他部位，也可能会因为怀孕使皮肤状况发生改变，所以第二个要照顾的部位便是胸部，如果胸部这段时间大得很快，记得胸部皮肤也要擦点除纹霜。每个部位在涂抹时都可以加入按摩手法强化营养成分的吸收，不过，一旦皮肤发现异状或是有任何不舒服，就应该要立刻停止，并且请教专业医师才行。

❋ 肚皮舒缓除纹按摩法

（1）开始按摩前，可先做几个深呼吸，让自己放松，也可以把双手手掌搓热，再涂上自己惯用的除纹霜。

（2）双手手掌交替，以顺时针的方向，绕着肚皮涂抹除纹霜，持续打圈按摩3~5次，让除纹霜得到很好地吸收，手掌的热度与皮肤的抚触，也有助于让你和宝宝都得以舒缓。

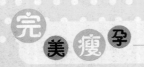

（3）接下来按摩腹部。双手交替，由下腹部往上抚滑到肚脐处，也是重复 3~5 次。再由肚子两侧往肚脐方向轻推抚滑，重复 3~5 次。整套的肚子按摩手法用时 10~15 分钟，最后将双手轻柔地安放在肚子上作为按摩的尾声。

❋ 妊娠纹发痒不能挠

有的准妈妈的妊娠纹上出现一些红色小块凸起，而且变得非常痒，这种情况很可能是妊娠瘙痒性荨麻疹性丘疹及斑块病，又叫"妊娠多形性皮疹"。这种疹子也许还会从长妊娠纹的地方扩展到大腿、乳房、胳膊等部位，妊娠纹发痒的情况通常在女性体重增长最快时出现，所以似乎是由皮肤拉伸所引起。

通常，妊娠纹发痒的症状 1 周左右就会好转，不过，也有的准妈妈直到宝宝出生后这种症状才彻底消失。虽然妊娠纹痒对妈妈和宝宝都不会产生危害，但孕妇最好还是去看医生，因为如果是其他一些与妊娠相关的瘙痒，就需要治疗。

如果妊娠纹痒得非常严重，医生或许会开局部使用的炉甘石洗剂、地塞米松洗剂或类固醇软膏。也可服用抗组胺药物如苯海拉明，因为这些药具有让人犯困的不良反应，所以，可能会有助于晚上好好休息。放心，此类药物不会影响你的妊娠，也不会危害到胎儿健康。

❋ 不想长妊娠纹，多吃这 3 种食物

 西红柿

准妈妈可以将西红柿剥皮，加适量的水放入搅拌机中

打碎，也可以去超市买榨好的番茄汁。西红柿中含有丰富的茄红素，而茄红素的抗氧化能力是维生素 C 的 20 倍，可见它的抗氧化防妊娠纹的能力很强，能够帮助准妈妈有效缓解妊娠纹。但有一点准妈妈要注意，西红柿性寒，如果空腹食用容易造成腹痛，所以准妈妈食用前应先吃点其他东西。

2　猪蹄

准妈妈可以在日常生活中把猪蹄、粳米、葱白加清水放在锅里煮至肉烂，加入味精、精盐调味就可以吃了，既方便又好吃。猪蹄含有较多的蛋白质、脂肪、碳水化合物，以及钙、磷、镁、铁、维生素 A、维生素 D、维生素 E、维生素 K 等成分。不仅如此，蹄皮、蹄筋中还含有丰富的胶原蛋白质，可以有效对付妊娠纹。而且猪蹄不但能防治皮肤干瘪起皱，还能增强皮肤弹性和韧性，对延缓衰老具有特殊意义。由于猪蹄中脂肪含量较高，准妈妈不要吃得过多。

3　猕猴桃

准妈妈可以把猕猴桃清洗干净，切成两半，用勺子挖出中间的果肉，放入酸奶里搅拌一下，就可以吃了，是很适合准妈妈的小零食。猕猴桃含有丰富的食物纤维、维生素 C、维生素 B、维生素 D、钙、磷、钾等微量元素和矿物质。其中的维生素 C 能有效地抑制皮肤内多巴醌的氧化作用，使皮肤中深色氧化型色素

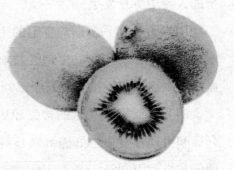

转化为还原型浅色素，干扰黑色素的形成，预防色素沉淀，保持皮肤白皙，可以有效减轻准妈妈妊娠纹。但是脾胃虚寒的准妈妈不可以多吃，否则易引起腹泻。

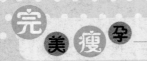

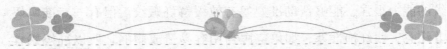

了解孕期变化，巧妙应对不适

❄ 孕期头晕眼花别担心

　　妊娠使孕妈妈全身出现不同程度的生理变化，机体如不能适应，就会出现多种多样的症状，头晕眼花就是其中之一。如果发生在孕早期，多无不良后果，可能是下列因素造成的：

　　（1）孕妈妈的自主神经系统失调，调节血管的运动神经不稳定，可在体位突然发生改变时，因一时脑缺血出现头晕等。

　　（2）由于妊娠反应引起的进食少，常伴有低血糖，因而容易头晕和眼花。特别是在突然站起、长时间站立、在洗澡堂洗澡或在拥挤的人流中更易发生。

　　（3）妊娠后，为适应宝宝的生长需要，孕妈妈血容量增加，血液相对就稀释了，形成生理性贫血，此时应定期检查血常规，如贫血严重则需要口服抗贫血药予以纠正。

　　（4）导致孕期头晕的常见原因还有很多，如有低血糖、仰卧综合征和生理性贫血、妊娠高血压综合征、自主神经功能紊乱、精神疲倦和心理因素等。

　　如果头晕同时伴有其他症状，如胸闷、心悸，程度严重的话，应及时到医院就医。如果孕妈妈感到晕厥，要立即坐下并把头放在两膝之间，等到感觉好些再活动。另外，洗好热水浴后，由坐位或卧位起身时要慢，如果是仰位，要先将身体转向一侧后再起来。

✳ 准妈妈为何会心慌气短

母体在孕期中的各种变化及胎儿的生长发育，增加了母体全身各组织、器官的工作量。由于新陈代谢增快，需要大量的氧气，故孕妇需通过加深呼吸来增加肺的通气量，以获得足够的氧气及排出二氧化碳。在肺泡中交换的氧气经血液循环被输送到组织、器官及胎盘中。

由于孕期母体血容量比非孕时平均增加 1500 毫升，血浆增加的比例远超过红细胞的增加，因此会出现妊娠生理性贫血，致使血液携氧能力下降。而且，增大的子宫使心脏向上、向左移位，使得心脏在不利的条件下工作，这些因素都加重了心脏的负荷。机体通过增加心率及心搏出量来完成超额的工作，一般情况下尚不至于出现症状。如遇活动量稍多，氧气需要量增加，再进一步加重心肺负担时，便容易出现心慌及气短的现象。若心脏没有器质性病变则无大碍。

✳ 怀孕后，会出现哪些疼痛

1 头痛

孕妈妈头痛多是由于胎儿与母体争夺营养，影响大脑血液供应所致。因此，孕妈妈的饮食要合理，补充优质蛋白质。

2 胸痛

孕妈妈胸痛的特点是疼痛位置不定，常发生于肋骨间，

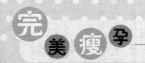
多由于缺钙所引起。除此以外，增大的子宫使膈肌升高、胸廓扩张，也可导致胸痛发生。

3 腰痛

孕妈妈因腹部隆起，人体重心后移，使脊柱过度前凸，牵拉脊神经丛，可引起腰痛，注意休息便可恢复。

4 腹痛

孕妈妈自感下腹有牵引痛和下坠感，多由于盆腔充血所致，一般不需要治疗。但是如果腹痛剧烈，而且持续时间长，甚至伴有阴道出血，则提示孕妈妈有流产或宫外孕的可能，应立即去医院就诊。

5 腿痛

孕妈妈腿痛多由于缺钙和骨质疏松引起。孕妈妈应注意补钙，如多吃些虾皮、骨头汤、牛奶或加服钙片等，腿痛症状就会不治自愈。

女性怀孕期间身体某些部位经常会发生疼痛，从医学角度来看，有些疼痛并不是坏事，而是人体自我保护的一种提示所以不用过于担心。

❋ 准妈妈为什么会出现静脉曲张

静脉曲张是指由于血液淤滞、静脉管壁薄弱等因素导致的静脉迂曲、扩张。静脉曲张可发生于身体的多个部位（比如痔疮就是一种静脉曲张），其中最常见的是下肢部位。

孕期体重过重是造成静脉曲张的主要原因。一旦出现孕妇静脉曲张，平日的护理就显得尤为重要，要注意以下几个方面。

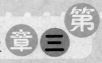

（1）平时孕妇不要长时间站立或步行，每天中午最好能卧位休息1小时。妊娠后期直至分娩后两个月应禁止性生活。

（2）孕妇的衣服和鞋袜要宽松，以免妨碍血液循环。

（3）孕妇每天临睡前可用温水清洗外阴，稍后再作局部冷敷（亦可外用氧化锌软膏等），以促进静脉血液反流。

（4）每天起床后趁静脉曲张和下肢水肿较轻时，穿上高弹力护小腿袜或静脉曲张袜，外阴部可用弹力月经带，待到晚上取下。

（5）睡眠时可用枕头垫高双腿，促使静脉血回流。

（6）避免用过冷或过热的水洗澡，与体温相同的水是最为适宜的。

❋ 静脉曲张的饮食调理

妊娠期下肢静脉曲张一般在分娩后可以自行消除，恢复正常，不需要特别治疗。不过，为了控制症状发展，减轻不适感，下肢静脉曲张的准妈妈要在饮食上注意调理，要特别注意少吃高脂肪食物和糖、咸食等，以防症状加重。

患有静脉曲张的准妈妈在日常饮食中应该注意以下几点。

1 多吃蔬果

新鲜蔬菜和水果含有大量的维生素及矿物质，可以改善组织的氧化作用，增加血液循环，提高机体免疫力。新鲜蔬果中所含的膳食纤维和果胶能润肠通便，可防治便秘、痔疮以及下肢静脉曲张，还可降低血压和胆固醇。

2 补充足够的蛋白质

要多吃含蛋白质丰富的食物，如鱼、牛、羊肉等，大

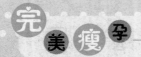
豆以及豆制品也含有丰富的植物蛋白。充足的蛋白质可以维持体内所有营养物质的平衡，增强免疫力，保护细胞，还可以乳化脂肪，促进血液循环。

3 补充富含维生素E的食物

多吃含维生素E的食物，可以改善血液循环，减轻腿部的沉重感。含有丰富维生素E的食物分布广泛，在谷类、小麦胚芽、南瓜、绿叶蔬菜、蛋黄、坚果类、肉及乳制品中，均含量丰富。瓜子、葵花籽、核桃、玉米、小麦胚油、豆油、芝麻等都含天然维生素E。

※ 及时纠正乳头内陷

原发性乳头内陷主要由乳头、乳晕的平滑肌发育不良、乳头下缺乏支撑组织支托所致。继发性乳头内陷即由乳腺内病变组织的牵拉如炎症、乳癌、外伤或巨乳症乳腺过分下垂所致。

正常的乳头为圆柱形，突出于乳房平面，呈一结状。乳头扁平或轻度凹陷者，往往在分娩之后会自然突出。如果乳头内陷，可导致产后哺乳发生困难，甚至无法哺乳，并且会使乳汁淤积，继发感染而发生乳腺炎。

乳头内陷容易引起湿疹或是不能清洗而引起感染，发生乳晕部疼肿。所以在妊娠期应及早矫治内陷。大多数可通过挤压、牵拉将乳头翻出来，呈正常状态。

乳头内陷的孕妈妈，应该于怀孕5~6个月时开始设法纠正。

乳头伸展练习：将两拇指平行地放在乳头两侧，慢慢地由乳头向两侧外方拉开，牵拉乳晕皮肤及皮下组织，将乳头向外突出。随

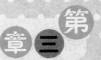

后将两拇指分别放在乳头上、下侧，由乳头向上、下纵形拉开。此练习反复多次，做满 15 分钟，每天两次。

乳头牵拉练习：用一手托住乳房，另一手的拇指和中、食指抓住乳头向外牵拉，重复 10 ~ 20 次，每天两次。

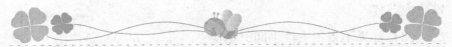

处理好起居日常，做个轻松的孕妇

✻ 做点小改变，准妈妈工作也舒服

现在，职场的主力不仅仅是男士，更多的女性也投入到职场中，很多女性怀孕之后还会坚持工作，当然，这要付出比平时更多的辛苦，而且还会面临着一些不舒服的情况。那么如何用一些小方法让准妈妈在工作时舒服一些呢？一起来看以下这些小技巧。

（1）可在办公桌下放个鞋盒当作搁脚凳，准备一双拖鞋，需要时换上。

（2）穿舒适的鞋，可以选择适合孕妇的长袜或紧身衣。

（3）穿宽松舒适的连衣裙。衣料的弹性比较大，方便坐下或站起。

（4）避免危险的工作场所。

（5）自我减压，如果工作压力太大。尝试一些办法去缓解，如深呼吸、舒展肢体、做简短的散步等。

（6）多喝水，在你的办公桌上准备一个大水杯，随时填满你的喝水杯。

（7）在计算机前工作的孕妇更容易受腕管综合征的影响，因此最好将桌椅调整得尽可能舒适。专家提议，应让孕前女性及孕妇暂时离开电脑、电视等视屏岗位，至少在怀孕的头 3 个月，即胎儿器官形成期，暂离此类工作环境，仍在这一工作岗位的，必须穿着特殊防护服装。

（8）如果不得不去洗手间，尽快去。

（9）如果同事小心地照料你，你应愉快地接受。在你的人生旅途里。这是一个非常特殊的时期，所以不必感到害羞，坦然接受别人的帮助。

※ 做好家庭监护，及时发现异常

准妈妈除了要定期做医学专业检查外，孕妇还要学会自己在家里监护胎儿，以便及时发现异常，采取措施，减少早产和胎儿死亡的发生率。家庭监护胎儿主要是听胎心和数胎动。

1 听胎心

怀孕 6 个月以后，孕妇的家人可贴在孕妇的腹部听到胎心，脐部上、下、左、右四个部位均可，时间为每天 1 次，每次 1 分钟。正常的胎心跳动每分钟 120～160 次，若每分钟心跳大于 160 次或小于 120 次，或胎心跳动不规律，可等一段时间后重新听，如仍不正常，应及时到医院检查。

2 数胎动

怀孕 5 个月后，在 18～20 周，孕妇自己就可以感觉到

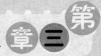

胎动，但比较轻微。在孕 28 ~ 32 周（怀孕 7 ~ 8 个月），胎动最剧烈，也最频繁。孕 36 周（怀孕 9 个月）以后，胎动次数没有明显变化，但幅度减小，有时为蠕动感。

❊ 准妈妈要避免从事的工作种类

（1）有受放射线辐射危险的工作。如医院的放射科、单位的计算机房、飞机场的安检部门等。因为 X 线对孕早期的影响最大，会导致胎儿发育障碍或畸形。

（2）接触刺激性物质或有毒化学物品的工作。如油漆工、农药厂、石油化工厂、施洒农药等。这些对人体有害的刺激性气体被孕妇吸入体内，会引起流产或早产。

（3）接触动物的工作。动物常携带有病菌，可通过孕妇感染胎儿，导致胎儿发育异常。如猫携带的弓形体病菌可以侵入胎儿的中枢神经，形成脑积水、无脑儿或出现视网膜异常。

（4）接触传染病人的工作。如果孕期的抵抗力很低，当孕妇接触到传染病毒时有可能被感染，从而导致胎儿畸形。

（5）高温、高噪声环境的工作。如工厂车间工作。

（6）高强度的流水线工作。过度的疲劳也会导致流产。

（7）需频繁做上下攀高、弯腰下蹲、推拉提拽、扭曲旋转等动作的工作有摔伤的危险，会引起流产及早产。

（8）伴有强烈的全身和局部振动的工作。如拖拉机驾驶员、摩托车手、汽车售票员。

（9）野外作业或单独一人的工作发生意外时，无条件抢救、无人相助。在孕期中，这些工作有可能对胎儿和孕妈妈本身产生伤害，

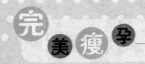

应该暂时转岗回避。为了您和宝宝的身体健康，在孕前就要回避可能对胎儿造成危害的场所。如果您正从事这样的工作，请立即停止这些工作，调换到其他岗位。实在不能离开工作岗位的，要加强必要的保护措施，如从事有受放射线辐射危险的工作时应穿防护服。

❀ 居室条件好，孕妇心情棒

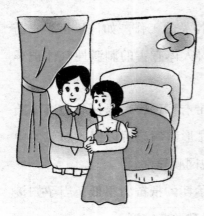

女人一旦升级成为孕妇，忽然之间就会发现自己要注意和学习的事情是那么多，不仅吃的、穿的、用的有许多讲究，就连一举一动似乎都有了规范，并且还要学习营养学、医学常识以及心理学等。而实际上，除了衣食行之外，住也是不能忽略的重要因素。而所有这一切，当然都是为了能让腹中的小生命健健康康、顺顺利利地诞生。怀胎十月，是个喜悦而又漫长的过程。在这个过程中，居住环境会对孕妇及胎儿造成重要的影响。那么，对有孕妇的家庭来说，要如何注意自己家居环境的布局呢？

孕妇的居室应注意以下几个方面。

1 开窗通风

房间不要求豪华漂亮，但要通风良好，要常开窗户通风换气。室内不要堆满杂物，家具摆设简单，整齐清洁，美观大方，舒适安静。

2 温度适宜

室温最好控制在 20 ~ 22℃。温度太高（25℃以上），易使人头昏脑涨，全身不适；温度太低，会影响人的正常生活和工作。夏天室温高，多开窗通风，亦可使用空调或电风扇降温，但孕妇不要对着电风扇和空调直吹，以防感冒。冬天若用暖气取暖，注意控制室温不可太热；若用煤炉取暖，要注意防止一氧化碳中毒，并定时开窗使空气流通，并注意室内温度、湿度。

3 湿度适宜

最好的空气湿度为 50%。相对湿度太低，会使人口干舌燥、喉痛、流鼻血等。调节的方法是在火炉上放水壶或暖气上放水槽，室内摆水盆，地上喷洒水等；若湿度太高，室内潮湿，可引起消化功能失调、食欲降低、关节酸痛等。调节的办法是打开门窗，通风换气，以干燥潮湿的空气。

4 适当种植花草

花草能给人美的享受，室内放上几盆花，如摆放一两盆吊兰等的花草，可愉悦孕妇的心情，有益身体健康。但在孕妇房间，应避免摆放过多的花草，不要放松柏类植物以及洋绣球、五彩球、仙人掌、报春花等植物，因前者散发的松香味会影响孕妇食欲，引起恶心、厌腻；后者易致过敏反应，出现痛痒、皮肤黏膜水肿，对孕妇和胎儿都不利。另外，一些具有浓郁香气的花草，如茉莉花、水仙、木兰、丁香、夹竹桃等会引起嗅觉过敏、食欲不振，甚至出现头痛、恶心、呕吐等。

5 保持室内清洁

每天应打扫 1 次房间，擦洗 1 次地板和家具。室内还要定期消毒、杀虫、灭蝇、灭蟑螂。

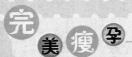

※ 累了别硬撑，你和宝宝都需要休息

孕妇比普通人容易产生疲乏感，干活容易累，要比正常人多休息。每晚要睡足 8~9 个小时，午睡要保证 1 个小时。工作持续时间要短，休息次数要多，不要等到自己觉得疲乏时才休息，同时尽量不要值夜班或熬夜。

孕妇的休息应该以静为主，但要动静结合，宜小动，不宜大动。如散步、弹琴、养花种草等都有益于身心健康，还可培养有益的业余爱好。

看电视是当今人们休息的主要方式之一。孕妇看电视的时间 1 次不宜超过 2 小时，坐姿要正确，并与电视机保持 2 米以上的距离。电视内容应以轻松的喜剧片、风光片和美术片为主，尽量不要看场面惊险的武打片和侦探片，也不要看悲剧片。

值得提醒的是，不少孕妇因希望产后能多有几天产假而忽视产前的休息，其实这是不对的。我国规定的产假包括产前 2 周，其意义在于：让孕妇在临产前做好一些必要的准备，养好身体，养精蓄锐，为产时消耗体力做好准备。但大多数孕妇对此认识不足，不愿拿临产前的 2 周休假，仍旧上班和做繁重的家务。殊不知，身体疲劳对分娩不利，有可能发生难产，还有可能影响产后乳汁的分泌。因此，准妈妈一定要重视产前的休息。

※ 饮食营养要全面

（1）选择含纤维多的食物。如各种制作较粗糙的粮食，如糙米、麦、玉米；各种蔬菜，如豆芽、油菜、茼蒿、芹菜、荠菜、蘑菇等等；各种水果，如草莓、梅子、梨、无花果、甜瓜。

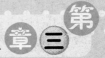

（2）选择含脂肪酸较多的食物。如各种坚果和植物种子，如杏仁、核桃、腰果仁、各种瓜子仁、芝麻等；脂肪多的鱼。

（3）选择能促进肠蠕动的食物。如香蕉、蜂蜜、果酱、麦芽糖等。

（4）选择含有机酸的食物。如牛奶、酸奶、乳酸饮料、柑橘类、苹果等。

（5）选择含维生素比较丰富的食物。如芹菜、莴笋、紫菜、核桃、花生等。

（6）选择含水分多的饮品。如鲜牛奶、自己制作的鲜果汁等。

（7）三餐饮食正常。特别是早餐一定要吃，避免空腹，并多吃含纤维素多的食物，比如糙米、麦芽、全麦面包、牛奶，还有新鲜蔬菜、新鲜水果。

（8）充足睡眠，适量活动。多活动可增强胃肠蠕动，另外，睡眠充足、心情愉快、精神压力得到缓解等都是减轻便秘的好方法。

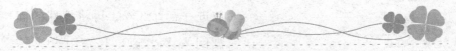

孕中期瘦孕食谱

素菜包子

原　料

油菜 450 克，苋菜 300 克，粉丝 80 克，豆腐干 8 克，香菇（干）15 克，发面皮、酱油、精盐、香油、胡椒粉、植物油各适量。

做　法

❶把油菜和苋菜择好分别择

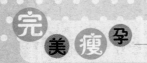

好洗净，用开水焯过，剁碎后挤干水分；香菇泡软、洗净，切成丁；豆腐干洗净，切成丁；粉丝泡软，切短。

❷植物油入锅烧热，把香菇丁和豆腐干丁放入油锅中略炒，再加入油菜、苋菜、粉丝、各种调味料拌匀，做成馅料，包入发面皮中，上屉蒸熟即可。

鸡蛋牡蛎煎饼

原 料

中筋面粉 150 克，鸡蛋 3 个，牡蛎 100 克，香蕉 50 克，香葱末、精盐、香油、胡椒粉、植物油各适量。

做 法

❶中筋面粉加鸡蛋液调匀。

❷牡蛎择洗净，焯水处理后，加入精盐、香油、胡椒粉、香葱末拌匀，再与鸡蛋面糊拌在一起。

❸平锅置火上烧热，加适量植物油，放入牡蛎面饼，用小火煎至两面金黄色，熟透即可。

桂花馒头

原 料

面粉 500 克，鸡蛋、白糖各 100 克，桂花 30 克，青红丝和香油适量。

做 法

❶面粉入笼蒸熟，晾凉擀开，用细箩过一遍筛。

❷将鸡蛋打入盆内，加上白糖，用几根筷子朝一个方向不停搅打，至起泡发白呈肥皂沫状，再加入熟面粉和桂花，用筷子轻轻拌匀。

❸将小瓷碗或瓷茶杯逐个洗净擦干，把里面抹上一层香油，放进一点青红丝，再将搅好的面糊倒入多半碗，上笼用大火蒸熟，取出扣在盘内即可。

什锦甜粥

原 料

小米 200 克，大米 100 克，绿豆、花生仁、大枣、核桃仁、葡萄干各 50 克，红糖适量。

做 法

❶把小米和大米淘洗干净；把绿豆加适量清水煮软。

❷在绿豆汁中加入小米、大米、花生仁、大枣、核桃仁、葡萄干、适量清水，煮至米粒熟烂，加入红糖调味即可。

胡萝卜炒猪肝

原 料

猪肝、胡萝卜各100克，芹菜1根，大蒜2瓣，姜1片，青椒丝少许，料酒、精盐、胡椒粉、淀粉、植物油各适量。

做 法

❶猪肝洗净切片，用料酒、胡椒粉、精盐、淀粉拌匀；将芹菜去叶，洗净后切丝；胡萝卜洗净后切成菱形片；姜切丝、蒜切片。

❷锅内加入植物油烧热，倒入猪肝，大火炒至变色后盛出。

❸锅内留少许底油烧热，下入姜、蒜稍炒，加入胡萝卜、芹菜翻炒至熟，倒入猪肝，加入青椒丝，翻炒几下即可。

鹌鹑萝卜粥

原 料

大米、白萝卜各100克，鹌鹑肉240克，葱末、姜末、料酒、精盐、味精各适量。

做 法

❶将鹌鹑肉清理干净，用冷水略泡后，与葱末、姜末、精盐、料酒一起稍腌渍片刻，再用旺火蒸半小时；白萝卜洗后切成丝。

❷把鹌鹑肉和烫过的白萝卜丝放入熬好的大米粥内，加入少许精盐、味精调味，再煮片刻即可。

木耳炒三白

原 料

水发木耳250克，鲜百合、鸡肉各100克，鲜虾仁50克，精盐、植物油各适量。

做 法

❶将水发木耳洗净，撕成适

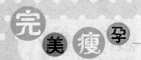

当大小的片，用水焯烫一下；鲜百合掰开洗净；鲜虾仁洗净；鸡肉洗净切片。

❷锅置火上，倒入植物油烧热，倒入鸡肉片和鲜虾仁翻炒。炒熟后放入木耳、鲜百合和少许水一起翻炒，当百合呈半透明时放入适量的精盐调味即可。

荠菜黄鱼卷

原　料

黄鱼肉 100 克，猪肥肉、荸荠各 25 克，荠菜 30 克，面粉 60 克，鸡蛋清 150 克，花生油 1000 毫升（实耗 60 毫升），小苏打 1.5 克，葱末 2.5 克，姜末 1 克，油皮 50 克，料酒 5 毫升，淀粉 60 克，精盐 1.5 克，香油 5 毫升，味精 1 克。

做　法

❶将荠菜洗净，切成末；取鸡蛋清与淀粉调成稀糊。

❷将猪肥肉、黄鱼肉洗净，切成丝；荸荠去皮后洗净，切成细丝。

❸将以上各料放在一起，加入姜末、葱末、料酒、精盐、香油、味精等混合成肉馅。

❹将油皮各切成两半，在每半张上都摊上长条肉馅，卷成长卷，在卷好的油皮上抹上稀糊，切成 3~4 厘米长的小段。

❺把面粉、小苏打和少许清水和在一起，用手调匀成苏打面糊，将已切好的油皮鱼卷蘸上面糊，放在热油锅中炸成金黄色熟透即成。

牡蛎粥

原　料

鲜牡蛎肉、大米各 100 克，蒜、猪五花肉各 50 克，料酒、洋葱末、胡椒粉、精盐、熟猪油、清水各适量。

做　法

❶大米淘洗干净备用；鲜牡蛎肉清洗干净；猪五花肉切成细丝。

❷大米下锅，加清水烧开，待米稍煮至开花，加入猪肉、牡蛎肉、料酒、精盐、熟猪油，同

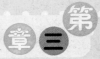

煮成粥，然后加入蒜末、洋葱末、胡椒粉调匀即可食用。

口蘑烧茄子

原料

茄子500克，口蘑5克，毛豆50克，香油、白糖、淀粉各10克，酱油20毫升，精盐2克，味精1克，醋2克，料酒8毫升，葱6克，蒜片15克，花生油500毫升（约耗60毫升）。

做法

❶茄子去皮洗净，切成0.7厘米厚的大片，在一面刻十字花刀，再斜刀改成象眼样块，用热油炸至呈金黄色捞出。

❷口蘑用温水泡好，洗净泥沙（留浸泡的原汁），切成薄片。

❸毛豆剥皮，放入锅内煮熟。

❹用泡口蘑的原汁、口蘑、酱油、醋、白糖、精盐、味精、料酒、淀粉和毛豆加水勾兑成芡汁。

❺锅置火上，放入花生油10毫升烧热，下葱、蒜片炝锅出

味，倒入芡汁，下茄子翻炒均匀，淋香油，盛入盘内即成。

什锦素菜

原料

冬笋、水发香菇、蘑菇、芦笋各100克，西兰花半棵，胡萝卜1根，植物油、精盐、料酒、高汤、水淀粉各适量。

做法

❶将冬笋、芦笋分别洗净，切段；蘑菇、香菇洗净，去蒂切条；胡萝卜去皮，洗净切条；西兰花洗净，掰成小朵。

❷将上述菜一起下入开水中焯烫熟，捞出沥干。

❸将锅大火烧热，放植物油烧至五成热，放入菜，大火翻炒约1分钟，放高汤，煮开后加精盐、料酒调味，用水淀粉勾芡即可。

青豆角炒牛肉

原料

牛肉100克，青豆角150克，

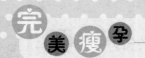

姜片 1.5 克，蒜蓉少许，植物油 40 毫升，沸水 50 毫升，芡汤 25 毫升，精盐、水淀粉、胡椒粉各适量。

做　法

❶将青豆角洗净切段；牛肉洗净，沥干水，按横纹切成薄片。

❷锅内倒入植物油 15 毫升，将青豆角放入锅中，加精盐，沸水煸至九成熟，倾在漏勺里，滤去水分。

❸烧锅下 20 毫升的植物油，将牛肉用油烧至六成熟，倾在笊篱里。

❹利用锅中余油，放入姜片、蒜蓉和青豆角，翻炒数下，加入牛肉，用芡汤、水淀粉、胡椒粉调匀勾芡，加明油 5 毫升，炒匀上盘。

脆炒莲藕

原　料

莲藕 500 克，姜 20 克，红辣椒、白糖、精盐、鸡精、香油、植物油各适量。

做　法

❶把莲藕洗净切片，用糖水腌渍片刻，捞出沥干水分；姜和红辣椒都切细丝。

❷将植物油倒入锅中烧热，把藕片放入油锅中略炒，再加入姜丝和红辣椒丝炒几下，加入鸡精、精盐调味，淋上少许香油即可。

冬笋烧油菜

原　料

香菇 15 克，油菜 150 克，冬笋 5 克，青豆 20 克，植物油 25 毫升，精盐、姜、高汤、料酒各适量。

做　法

❶将油菜洗净控干、切段；青豆用沸水煮熟，沥干水分；冬笋、香菇切片。

❷锅内放植物油烧热，将油菜下锅先烧，捞出沥干油，再将香菇、冬笋、青豆下油锅，立即捞出沥干油。

❸锅内留底油，加姜，烹料

酒、精盐和高汤，将油菜、冬笋、香菇、青豆颠翻几下，即可出锅食用。

软烧仔鸡

原料

仔公鸡两只（2000克左右），猪肉150克（肥三瘦七），生菜叶数片，葱、姜、精盐、料酒、八角、酱油、香油、花生油、白糖、普通汤水、味精各适量。

做法

❶鸡由腋下开膛，从下腿关节处剁去足爪，斩下头脖，翅扭向背翻上；猪肉切成丝；生菜叶洗净；葱、姜切片。

❷水煮开，用钩子钩住鸡的脖根骨，在开水内涮几下，取出擦去水分，趁热用料酒加少许精盐在鸡身上抹遍。挂于通风之处，晾干皮面。

❸在晾鸡的同时，烧热锅，放入花生油50毫升，油热时下入肉丝、姜、葱干炒，待肉丝断

生时，加酱油、料酒、精盐、八角、白糖、味精、汤水（以能灌2只鸡腹的一半为度），开后倒入容器内晾凉。

❹用一节高粱秆堵住鸡的肛门，由腋下开膛处灌入炒好的肉丝和汤汁，挂入烤炉内烤热。刷上香油。

❺在鸡的两大腿间顺拉一刀，让汁和肉丝流入碗内。剔下腿（连骨）、脯（去骨），剁成块，摆入盘内（脯在上），围上生菜叶，浇上汁（肉丝不用）即可。

芦笋烤肉卷

原料

里脊肉100克，绿芦笋50克，鸿禧菇20克，胡萝卜30克，韭菜、烤肉酱、黑胡椒粒各适量。

做法

❶里脊肉洗净，切成0.5厘米厚的肉片，将肉片拍松（若没有拍肉槌可直接使用刀背，但需小心使用）。

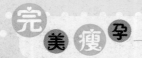

❷用半碗冷开水将烤肉酱调匀，当腌酱用。

❸将拍松的肉片放入调好的烤肉酱中腌30分钟。

❹将胡萝卜洗净，削去外皮，切成长10厘米的细条状。绿芦笋及鸿禧菇洗净，也切成长10厘米的条。韭菜洗净备用。

❺将腌好的肉片平铺，将胡萝卜、绿芦笋及鸿禧菇放在中央，撒上黑胡椒粒，卷成卷饼状，再用韭菜绑紧，固定形状。

❻烤箱预热10分钟后，放入肉卷，用200℃烤15分钟即可。

烤海鲜

原料

乌贼丁、草虾、西兰花、洋葱、意式乳酪酱各50克，蛤蜊、菜花、奶酪丝各30克，洋菇20克，橄榄油适量，蒜2瓣，全脂牛奶25毫升。

做法

❶洋菇洗净，切成片状；西兰花、菜花洗净，切成小朵状；洋葱去皮，切成丁备用；蒜去皮，切成细末。

❷橄榄油入锅烧热，投入蒜末爆香至呈金黄色，放入洋菇、洋葱丁、西兰花及菜花拌炒均匀。

❸将草虾、乌贼丁放入炒熟，最后放入蛤蜊拌匀。

❹烤箱先预热10分钟。将炒好的海鲜平铺在1～2厘米深的瓷盘内。将意式乳酪酱、全脂牛奶混合均匀后，淋在海鲜的表面，再铺上一层奶酪丝。

❺移入烤箱，用250℃烤10～12分钟，表面呈金黄色即成。

第四章

孕后期：吃饱睡好，为分娩储备能量

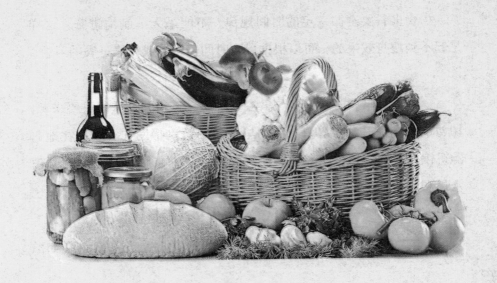

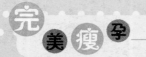

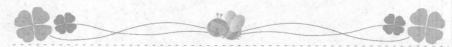

少食多餐，避免体重爆表

❈ 孕后期，更适合少食多餐

营养师表示，在怀孕的后三个月，孕妈妈的腹围已经变大，常常会感到胃部不舒服，经常出现吃了一点东西就感觉饱的现象，建议采取少食多餐的形式进食。为了避免进餐的次数增加导致吸收更多的热量，准妈妈最好在吃正餐的时候问问自己"还饿吗？"如果不是很饿，就可以停止进食，因为从不饿到吃饱，这中间吃进去的食物就会变成脂肪囤积起来。保持不过量又不饥饿，既能缓解腹胀，又不会摄取过多的糖分导致长胖。

少食多餐要遵循一定的时间规律，不能毫无节制地进餐，这样是起不到瘦身效果的，可以根据以下时间安排养成规律进餐的习惯。

1 早晨 6 ~ 9 点

早餐时间到了。早餐是新的一天获取能量的重要来源，切勿草草打发。含丰富蛋白质的早餐搭配可以帮助你实实在在地赶跑饥饿。最佳选择包括鸡蛋、腊肠、酸奶。如果你偏好甜味，新鲜水果和燕麦粥是不错的选择。

2 早晨 10 点半

此刻若感到饥饿，可以选择一些低糖类的点心（如酸奶酪）充饥。当然，不饿的话就要管好嘴巴。

3 中午至下午 2 点

午饭时间到了。这一餐要吃的丰盛均衡，鸡肉、鱼肉是丰富的蛋白质来源，蔬菜水果是必要的维生素补充。适当摄取坚果和橄榄油对健康有益。

4 下午 4 点 30 分

此时宜补充能量，进食蔬菜色拉或吃一个苹果就可以了。

5 下午 5~8 点

晚餐时间，菜单中需备齐含蛋白质、维生素和少量脂肪的食品。例如，肉类搭配芦笋这类有美容功效的蔬菜就是不错的组合。

6 晚上 9 点至次日早晨 6 点

这段时间进食最容易发胖。科学地讲，此时的食欲往往是管不住自己的嘴而不是饥饿诱发的。因此，如果有什么力量驱使你走向食橱和冰箱，光为自己的身材考虑也要学会拿捏控制。

❋ 吃得少，要注意补充钙和铁

随着胎儿的长大，妈妈需要摄入比平时高出 1 倍的铁。钙的需要量也相应增加。不要忽视食物中铁和钙的摄入，因为食物中的铁和钙吸收的利用率都比较高。如果准妈妈胃口比较差，无法通过食物补充足够的铁和钙，则应该及时请医生给你推荐补充铁和钙的营养制剂。

1 含铁丰富，但难以吸收的食物

大自然中有很多含铁大户，如动物血（最高 340 毫克），动物肝脏（猪肝可达 25 毫克），红肉（牛、羊肉），贝类，豆类，鱼类，海带，紫菜，荠菜，红糖，葡萄干等。准妈妈要留意，有的食物虽然铁元素很充足，但并不意味着能够被孕妇吸收，诸如菠菜，虽然也是"含铁王"，但是其中大部分对于人体来说是无法利用的，蛋黄同样也是这个道理，利用率只有 3%。

2 动物血所含铁的吸收率高

而动物性食材不仅含铁多，而且可利用率也能达到约 70%。因此如果是为了补铁而选择食物，建议选择动物性食物。

3 食用数量与搭配

至于食用的数量，每次应该控制在 120 毫克上下，每周食用 2 ~ 3 次。此外，也同样得加强红肉的摄入，到了孕 13 周以后，最好每天吃 1 次红肉。同样要注意的是饮食的搭配，诸如肉类最好和豆类一起煮食，鸡蛋和肉类一起烹饪，效果更加。而零食方面，推荐各位选择大枣，其中的维生素 C 和铁质成分均较多，每天食用 9 颗左右。

4 选用补铁剂

准妈妈最好让医生帮你检测体内的铁含量有多少。如果医生允许，可以服用少量铁剂来进行补充，这也是最为有效的方式。通常来说，坚持约 10 天，贫血症状就有所有改善，继续服用约 12 周，就可以恢复正常，但不可间断，需再坚持约 8 周，中间可相应减少服用次数。

家庭补钙小窍门

1 少量多次补钙效果好

这样比一次大量补钙吸收效果好。在吃钙片的时候，可以选择剂量小的钙片，每天分两次或三次口服。同样 500 毫升牛奶，如果分成 2~3 次喝，补钙效果要优于 1 次全部喝掉。

2 选择最佳的补钙时间

钙容易与草酸、植物酸等结合，影响钙的吸收，因此补钙最佳时间应是在睡觉前、两餐之间。注意要距离睡觉有一段的时间，最好是晚饭后休息半小时即可，因为血钙浓度在后半夜和早晨最低，最适合补钙。

3 骨头汤不是最好补钙方式

用 1 千克肉骨头煮汤 2 小时，汤中的含钙量仅 20 毫克左右，因此，用肉骨头汤补钙是远远不能满足需要的。另外，肉骨头汤中脂肪的含量很高，喝汤的同时也摄入了脂肪，孕妈咪不要将此作为唯一的补钙方式。

4 补钙同时适量补充维生素 D

维生素 D 能够调节钙磷代谢，促进钙的吸收。除了服用维生素 D 外，也可以通过晒太阳的方式在体内合成。每天只要在阳光充足的室外活动半小时以上就可以合成足够的维生素 D。而服用过量反而会引起食欲减退、乏力、心律不齐、恶心、呕吐等反应。

自制健康小零食

怀孕后期，宝宝不断长大，压迫准妈妈的消化系统。准妈妈常常吃几口饭就觉得饱了，但实际上营养却不够，此时一些既可以解馋，而且营养丰富的健康零食必不可少。一起来学习制作一些简单又有营养的小零食吧。

（1）果粒酸奶＋麦片：含丰富的钙质、蛋白质以及纤维素。

（2）麦片制成的麻花卷：富含纤维素、碳水化合物，还可补充热量。

（3）半根香蕉＋全麦面包：碳水化合物加丰富的钾、粗纤维、B族维生素等于一个超级营养的零食。

（4）全熟的白煮蛋配面包片：随时可以取得的蛋白质。

（5）猕猴桃做成的果味饮品：完美的维生素C来源。

（6）葡萄及番茄沙拉：含丰富维生素C的营养小补品。

（7）新鲜的樱桃配酸奶：甜甜的滋味，含有丰富的维生素C。

（8）蓝莓或者蓝莓干：美味的富含维生素C食品，让你备感惊喜。

（9）芒果果酱：丰富的胡萝卜素，有助于胎儿的细胞成长。

（10）青色甜豌豆：煮熟冷却后撒盐食用，含蛋白质、胡萝卜素、铁及钙。

（11）蔬菜面包片：在获得美味的同时包含了各种蔬果。

（12）低脂肪南瓜糕点：此食物含有维生素及矿物质。

（13）粗粮制成的可口蛋卷：在蛋卷上加上一条条黑色的糖浆就可以成为补充铁的小甜点。

（14）苹果片配奶酪片：不仅是吃水果，而且是取得膳食纤维和钙的好途径。

✲ 准妈妈睡前不宜吃的4种食物

准妈妈尤其要注意饮食，但是睡眠质量的问题也不容忽视。有些食物不仅不利于睡眠，反而还会引起失眠。比如过于油腻的食物在消化的过程中会加重肠、胃、肝、胆和胰的工作负担，刺激神经中枢，容易导致入睡困难。专家建议，晚餐尽量以清淡口味为主，晚上 7 点前吃完晚餐比较合适。

准妈妈除了不要在睡前使用咖啡、茶叶等容易引起中枢神经兴奋的食物之外，还要注意避免食用以下四种食物，以免影响睡眠质量。

1 胀气食物

有些食物在消化过程中会产生较多的气体，从而产生腹胀感，妨碍正常睡眠。如豆类、包心菜、洋葱、绿椰菜、球甘蓝、青椒、茄子、土豆、红薯、芋头、玉米、香蕉、面包、柑橘类水果和添加木糖醇（甜味剂）的饮料及甜点等。

2 辣咸食物

辣椒、大蒜及生洋葱等辛辣的食物，会造成某些人胃部灼热及消化不良，从而干扰睡眠。另外，高盐分食物会使人摄取过多钠离子，促使血管收缩，血压上升，导致情绪紧绷，造成失眠。如果本来就已有高血压病史，进食高盐分食物很有可能引发高血压性头痛及中风。

3 过于油腻的食物

晚餐丰盛油腻，或进食一堆高脂肪的食物，会加重肠、胃、肝、胆和胰的工作负担，刺激神经中枢，让它一直处于工作状态，也会导致失眠。最聪明的做法是，把最丰盛的一餐安排在早餐或午餐，晚餐则吃得少一点、清淡一点，比如，晚餐做一些芹菜百合，这样的晚餐能起到安眠的作用。

4 纤维过粗的蔬菜

像韭菜、蒜苗、芥菜等这些纤维过粗的蔬菜都不容易

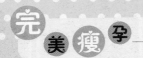

消化，即使要吃，也应该炒烂一点，且不要放太多油盐。尽量多吃水煮、清炖、清蒸食物，少吃煎炸、烧烤。另外，食物宜软不宜硬，尤其做米饭时，应尽量软一点。

小心添加剂的危害

很多准妈妈都知道，孕期营养是胎儿发育的关键，在追求吃得健康的方面都有很多讲究，然而一些看似健康的食物中却隐藏着危害健康的因素。例如，一份新鲜的蔬菜沙拉看似充满健康气息，口感松软的蛋糕让你心情愉悦。殊不知这些貌似健康的食品中添加了各种添加剂。因此，要保证孕期饮食安全，准妈妈就要懂得辨别添加剂的身影。

许多食物在生产加工的过程中，为了增加其色、香、味、形，往往要掺入一些天然或人工合成的物质。这些物质在适量的范围内对人体是无害的；但用量过大时，就不能保证其安全性。

随着食品工业的发展，人工合成的添加剂种类越来越多，使用范围也越来越广：有改善肉制品色泽的硝酸盐类、各种面点制作时使用的色素、使面点更加松软的膨松剂、各种水果口味的香精、使面制品颜色更白的脱色剂、为了延长食物保质期使用的防腐剂等。

食物加工的过程越精细、越复杂，使用的食品添加剂种类就越多。从这个角度来说，尽量食用加工方法简单的食物，可以避免过多地接触食品添加剂。例如，经过腌制的肉，因为加入了添加剂亚硝酸盐或硝酸盐，可能含有亚硝胺，这是一种致癌物质，因此，鲜肉要比腌肉安全。裱花蛋糕很美丽，但使用的人工合成色素很多，如奶油黄这种色素，经过多年的使用和研究，已发现了对人体有致癌作用而被禁止使用，普通蛋糕的色泽虽然不如裱花蛋糕，但可安全食用。天然的水果对人体有益，就不必去喝各种果汁饮料，因为即使标有"天然"果汁的饮料，也会添加色素和香精。

人工合成的色素不能保证其安全性，天然的各种食品添加剂也并不能保证 100% 的安全，所以"天然的就是安全的"这种说法并不科学。所以，准妈妈最好选择制作简单的食物，尽量避免食品添加剂对身体产生的危害。

※ 适当喝孕妇奶粉增加营养

孕妇奶粉因为包含有促进孩子成长的营养成分，成为准妈妈孕期的重要营养来源之一。即使你的膳食结构比较合理、平衡，但有些营养素只从膳食中摄取，还是不能满足身体的需要，如钙、铁、锌、维生素 D、叶酸等。而孕妇奶粉中几乎含有孕妇需要的所有营养素。如果孕期吃足够的孕妇奶粉，基本上能够满足孕妇对各种营养素的需求。

市面上孕妇奶粉品牌众多，准妈妈在挑选的时候，应该看清楚每种品牌所含有的成分，了解清楚奶粉的特点，根据自身的需要来选择合适的奶粉，比如孕妇缺钙就选择含钙的奶粉。这样才能够补充自己所缺的营养素，也不至于补得过量。

一般来说，孕妇奶粉的产品说明上都会建议准妈妈每天喝 1～2 杯。准妈妈不要擅自增加饮用量，否则容易造成某些营养元素摄入量超标，反而对健康有害。如果想通过喝孕妇奶粉多补充些水分，不妨每次将奶粉少放一些，多加些水，冲得淡一点、稀一点，这样每天就可以多喝几杯了。

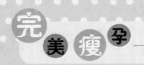

虽然孕妇奶粉中所含的各种维生素和矿物质基本上可以满足孕妇的营养需要，但由于每个人的饮食习惯不同，膳食结构也不同，所以对于营养素的摄入量也不完全相同。最好在营养专家或医生的指导下做一些恰当的增减，以免某些营养素过量，甚至引起中毒。

孕妇奶粉的配方只是针对大多数准妈妈的，如果是贫血、缺钙严重的孕妇，还应该针对自身的身体状况，按照医生的诊断，补充铁剂和钙等。需要注意的是，应严格按照孕妇奶粉的说明饮用，基本上可以满足准妈妈对大多数营养元素的需求，如果再同时服用多种维生素，会造成一些营养成分的叠加，此时可计算下是否有某种营养素摄入过高。也可咨询医生或营养师，以防营养素摄入过量。

❋ 准妈妈适当吃一些玉米

玉米，又名苞谷、棒子、玉蜀黍，粤语称为粟米，闽南语称作番麦。玉米中含有大量的营养保健物质，除了含有碳水化合物、蛋白质、脂肪、胡萝卜素外，玉米中还含有核黄素等营养物质，非常适合孕妇食用。那么，孕妇食用玉米到底有哪些具体的营养作用呢？一起来了解一下。

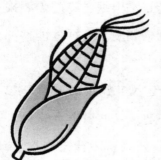

（1）玉米富含蛋白质。玉米中蛋白质含量丰富，特有的胶质蛋白占30%，球蛋白和白蛋白占20%～22%。有一种甜玉米，天冬氨酸、谷氨酸含量较高，这些营养物质都对胎儿智力的发育有利。

（2）玉米富含镁、不饱和脂肪酸、粗蛋白、淀粉、矿物质、胡萝卜素等多种营养成分。镁能够帮助血管舒张，加强肠壁蠕动，增加胆汁，促使人体内废物的排泄，有利于身体的新陈代谢。谷氨酸等多种人体所需的氨基酸，能够促进大脑细胞的新陈代谢，有利于排除组织中的氨。

（3）红玉米子富含维生素 B_2，准妈妈常吃可以预防、治疗口角炎、舌炎、口腔溃疡等核黄素缺乏症。

（4）玉米油富含维生素 E，常吃不仅能美容，而且还能降低血液中胆固醇的含量，防治动脉硬化及冠心病。

（5）玉米的胚芽及花粉富含天然维生素 E，常吃可以增强体力及耐力，有效防治妊娠巨幼红细胞性贫血。

（6）黄玉米中含有维生素 A，对人的智力、视力都有好处。玉米脂肪中的维生素含量较多，可防止细胞氧化、衰老，从而有益于胎儿智力的发育。

（7）玉米中粗纤维含量较多，多吃玉米有利于消除便秘和保持胃肠的健康，也间接有利于胎儿智力的开发。

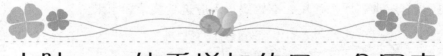

水肿——体重增加的另一个因素

❋ 缓解水肿的饮食习惯

据统计，孕妇有水肿的比例高达八成，以下半身的水肿为主，上半身的水肿只占三分之一。出现的时间：从怀孕 5 个月后逐渐显著，生产时最严重。通常孕妇在早晨起床时并不会有明显症状，但在经过白天久站和夜间活动量减少后，大约在晚上睡觉前，水肿症

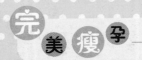
状就会比较明显。对于正常的孕期水肿，准妈妈可以通过饮食调节来缓解。

1 控制盐的摄入量

孕妇在日常生活中要控制好盐的摄入量，因为怀孕后身体调节盐分、水分的机能会下降，建议每日盐的摄入量不超过6克为宜，而对于一些含盐量较高的腌制品，准妈妈应该尽量少吃或不吃。

2 补充蛋白质和铁

多补充蛋白质和铁，营养不良，如营养性低蛋白血症、贫血的准妈妈也容易出现水肿，因此，在孕期注意摄入优质蛋白，如肉、蛋、奶及奶制品、大豆及豆制品等食物，此外还要摄入含铁丰富的食物，如动物肝脏等食物。

3 多吃新鲜果蔬

多进食蔬菜和水果，蔬菜和水果中含有人体必需的多种维生素和微量元素，它们可以提高机体抵抗力，加强新陈代谢，还具有解毒利尿等作用，准妈妈每天应进食蔬菜和水果。

4 少吃难消化、易胀气的食物

少吃或不吃难消化和易胀气的食物，如油炸的糯米糕、白薯、洋葱、土豆等，以免引起腹胀，使血液回流不畅，加重水肿。

❋ 缓解水肿的按摩方法

如果已经发生水肿，除了重新调整吃进去的食物之外，我们也可以通过外部的按摩来减缓水肿带来的各种不适。这个时候，是你请家人或丈夫参与怀孕过程的好时机，请他们来帮你做一些简单的按摩动作，既可以增进感情，更可以让他们觉得自己对你肚子里的宝宝也是照顾到了，对新生命有所贡献。

首先，请平稳地坐在床上、沙发上或是铺了软垫的地上，在双手可以触碰到脚底的状况下，以最舒服的姿势坐好。准备好了之后，可以把一点平常惯用的乳液或按摩油涂抹在手上，增加肌肤之间的润滑。

消水肿按摩步骤：

（1）先从左脚脚底开始，找到前脚掌下缘的中心点，用拇指指腹轻轻地在这里以揉按的方式按摩，3~5次。

（2）接下来是脚跟内侧。同样以拇指指腹，从脚跟内侧往脚趾头方向轻轻推揉到足弓处，再重新回到脚跟内侧，往前推揉，3~5次。

（3）最后，从脚踝处开始，用手掌轻轻地由下往上，对小腿进行按摩。力道务必轻柔，就像是平时擦乳液般，轻轻抚触即可。进行次数也是3~5次。左脚按摩完后，就可以换右脚了。

☀ 孕期水肿还要注意生活习惯

造成孕妇水肿的原因有很多，一般来说是由于怀孕期间，孕妇的子宫不断变大，这样就会压迫到下肢的静脉，受到压迫以后下肢静脉血流不畅便会产生水肿，这是水肿发生的主要原因。

另外，怀孕以后，母体醛固酮的分泌变多，醛固酮是一种能够调节人体水分平衡的激素，当醛固酮增加，人体对于钠和水的吸收作用增强，人体水分变多自然就会引起水肿。

还有一个原因会导致水肿，那就是怀孕一个半月以后，人体内的血量增加，这种现象要等到生产以后才能够恢复正常。人体的血液增加以后，相应的体内水分也会增加，因为怀孕期间增加的血液中，血浆的量更大，所以造成人体水肿。

预防孕期水肿的方法有以下几种。

1 避免过度劳累

准妈妈可以适当地做些家务,从事轻松的工作,但是一定要注意劳逸结合,让自己有充分放松的机会和时间。一般而言,连续工作不宜超过两个小时,最好是让紧绷着的神经舒缓一下。工作间隙,可以将双脚抬高搁置在椅子上,这样半卧的姿势能够取得更好的放松效果。

2 不要长时间保持同一个姿势

在办公室工作时,可以将双脚适度垫高。休息的空当走出办公室,四下里活动活动,有利于下肢血流顺畅。若是站立时间持续过长,最好坐下来放松一下。此外要注意避免双腿交叉的坐姿,让双腿在伸展状态下保持轻松。

3 少穿高跟鞋

孕妈妈在穿着上也要注意,不要穿高跟鞋,平底鞋是准妈妈的最佳选择。袜子也应舒适,避免过紧,衣服宽松为宜。这样的穿着能够让血液流通更为顺畅,有效缓解孕期水肿。

4 适量运动

准妈妈如果身体没有异常,进行适度适量的运动将大有裨益。因为运动将带动肌肉的收缩,有利于血液流动,进而缓解水肿。比如在怀孕中期胎儿比较稳定的时候游泳,就是一个减轻水肿的好办法。

孕期水肿一般都发生在怀孕期间,所以产后一段时间就会恢复,但是时间长短因人而异。不过一般来说,产后一周的时间就会恢复。因为生产以后,身体内大量的水分都会随着产妇频繁的排尿和大量的汗水排出体外,所以身体水分就会恢复到正常水平,水肿就会消失。

❊ 饮水不过量

孕妈妈尿频现象具有普遍性，尤其在妊娠 7 个月以后，尿频症状会更严重。这是因为，孕妈妈在妊娠期，子宫变得越来越大，以致膀胱被子宫不断压迫所致。

摄入过量的水分，并不是孕妈妈出现尿频的原因，但是孕妈妈如果晚上因为喝水多而多次醒来上厕所，则会极大地影响睡眠质量，因此孕妈妈最好在晚餐过后，控制过多水分的摄入。这虽然起不到实质性作用，但多少能够减轻一点症状。很多时候，孕妈妈因为怕麻烦而过度忍耐尿意，这是错误的做法。忍耐尿意，很容易使细菌在膀胱中滋生，并破坏尿道的自身清洁功能，进而引发炎症，损害身体健康。

❊ 水肿并非全是"水"惹的祸

孕晚期是宝宝生长高峰，许多准妈妈的体重会大幅度增加，这与准妈妈体内的水分滞留有关系。准妈妈怀孕期间内分泌发生改变，致使体内组织中水分及盐类滞留，水分增加、盆腔静脉受压、下肢静脉回流受阻。随着怀孕周数的增加，准妈妈的水肿还会日益明显，如果长时间站立或久坐不动，则更容易引起水肿。

当然，水肿与发胖其实并不是一回事，和发胖不一样，水肿非全身性的，最容易发生水肿的要数准妈妈的下半身。用大拇指压在小腿胫骨处，当压下后，如果皮肤明显凹下去，不能很快恢复，则为水肿。

对于一般生理性的水肿。准妈妈们无须过于担心，无须限制饮水量。因为孕期下肢水肿是子宫压迫或摄取太多盐分所致，非喝太多水所致，所以准妈妈仍要适量喝水。此外，喝水能促进新陈代谢、预防尿道炎。但也要注意保持饮食清淡，不要吃难消化和易胀气的食物，如红薯、洋葱等，进食足量的优质蛋白质和蔬菜、水果，可以缓解孕期水肿。

同时也提醒准妈妈们注意，如果水肿在试过多种方法后仍不见好转，且体重急增，出现高血压、蛋白尿等症状时，则有可能是患了妊娠中毒症，需立即检查，进行妥善的治疗，以免贻误病情。

✳ 9 种缓解水肿的食物

孕妇水肿除了通过睡姿、坐姿调整及适当运动、按摩等方式来缓解水肿之外，还可以通过适当的饮食调整来消除水肿。以下 9 种食物有助于缓解准妈妈的水肿现象。

1 土豆

因营养丰富，土豆又被称为"长在土里的苹果"，它含有丰富的无机盐，而无机盐中的钾含量很高，钾不仅能帮助身体排出因食盐过多而滞留在体内的钠，还能促进身体排出多余水分。为了有效利用土豆中的钾，在蒸、烤或煮土豆时，最好不要去皮。

2 黄瓜

黄瓜皮中所含的异皮苷有较好的利尿作用。所以，黄瓜可以连皮生吃，如果连着瓜蒂，藤蔓一起干燥后煮水喝，更能获得强力的利尿效果。但是，胃肠易寒冷的人，不适宜过多食用生黄瓜。

3 荸荠

荸荠富含淀粉、蛋白质、脂肪、钙、磷、铁、硫胺素、烟酸、胡萝卜素及多种维生素等营养成分。祖国医学认为，荸荠性甘味寒，入肺、胃三经。有清心泻火、润肺凉肝、消食化痰、利尿明目之功效。碧绿的荸荠茎苗，其药名称为"通天草"，性凉味苦，有清热解毒、补肾利尿的作用。孕妇常吃荸荠，可以防治妊娠水肿，妊娠期间并发的急、慢性肾炎，妊娠合并肝炎等疾患。

4 红豆

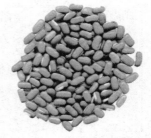

红豆中除了含有丰富的钾之外，其外皮中所含的皂角苷有很强的利尿作用，对脚气病和因肾脏功能衰退引起的脸部、脚部浮肿，有很好的改善之效。熬红豆汤是首选，用小火煮，熬到汤的分量只有加清水时总量的一半即可盛出饮用。

5 西芹

西芹具有很强大的利尿功效，还可以降血压，是一种非常健康的绿色植物。所以多吃西芹就能够帮助人体消除水肿，也可以帮助消耗脸部的脂肪。西芹中的大量粗纤维也可以加速新陈代谢，从而达到瘦身作用。

6 海带

海带中含有甘露醇，是利尿消肿的好帮手。海带中含有大量的碘元素，这种碘元素对治疗甲状腺功能低下引起的肥胖十分有效，能够消除人体的水肿。而且，海带还可以消除血脂，减少脂肪在心脏、血管和肠壁等的沉积，促进胆固醇排除，所以被称为"刮油"的食物。

7 薏苡仁

《本草纲目》中有记载，薏苡仁味甘，微寒，可健脾益胃、补肺气消热，去风，去湿，具消水肿、美容的功效。

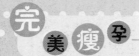
8 冬瓜

冬瓜性味甘淡寒，具有利尿消肿、清热消渴等作用，而且冬瓜还含有丰富钾元素，帮助人体排除多余的钠盐，是消除水肿的好帮手。而且冬瓜还含有多种维生素和纤维素，促进肠胃蠕动，排除废物和毒素，是解决便秘的最佳食材。

另外，冬瓜中含有一种称为葫芦巴碱的物质，它主要存在于冬瓜瓤中，具有促进人体新陈代谢，在人体内抑制糖类转化为脂肪的减肥降脂功能。

9 花椰菜

想要消除水肿还应补充维生素 C、维生素 E、铁和钼等营养元素。维生素 C 有利于毛细血管的健康，有助于减轻水肿症状，而维生素 E 则可以促进身体的新陈代谢，提高代谢率和调节荷尔蒙的分泌，有利于消除身体水肿，铁、钼元素对于除水肿也有好处，这些营养元素在花椰菜当中都含有。

❋ 准妈妈要常吃香菇

孕妇适量食用蘑菇，可以有效地补充营养。其中，香菇是食用蘑菇中的优良品种，有"蘑菇皇后"的美称。其营养丰富，富含 18 种氨基酸，其中人体所必需的 8 种氨基酸中占了 7 种，而且多属于 L 型氨基酸，活性高，易吸收。香菇中还含有 30 多种酶，有抑制血液中胆固醇升高和降低血压的作用。香菇中含有的干扰素诱生剂能抑制病毒的繁殖。

香菇是一种高蛋白、低脂肪食材，多吃能强身健体、增加人体对疾病的抵抗能力、促进胎儿的发育。营养学家对香菇进行了分析，发现香菇内还有种一般蔬菜缺乏的物质，它经太阳紫外线照射后，会转化为维生素 D，被人体利用后，对于增强人体抵抗疾病的能力起着重要的作用。香菇除了含有抗病毒活性的双链核糖核酸类以外，还含有一种多糖类，它们是由 7 个分子以上的醛糖、酮糖通过糖苷键综合而成的多聚物。

试验证明，多糖类虽不直接杀伤病毒，但能通过增强免疫力来提高机体对病毒的抗击力，具有明显的抗肿瘤活性和调节机体免疫功能等生物作用。孕妇经常食用，能有效增强机体免疫力，还可补肝肾、健脾胃、益智安神、美容养颜。

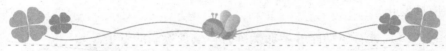

适当运动，让分娩少一分压力

❋ 孕妈妈坚持运动的 5 个优点

研究表明，孕期适当运动是一种很好的间接胎教。通过运动，可帮助孕妈咪预防便秘和静脉曲张，使关节韧带变得柔软，腹部肌肉更有力量，避免自身及胎宝贝的体重增长过多，减轻日益沉重的身体带来的种种不适，从而在分娩时顺利生出宝贝。同时，还可促进胎宝贝的大脑和骨骼发育，有助于出生后形成良好的性格。适度的运动对孕妈妈和胎宝宝具有以下好处。

（1）体育运动能够增强人的心脏功能，这对于孕妈妈是非常有利的。女性在怀孕后，产生一系列生理变化，增加了心脏负担。若是孕妈妈心脏功能较强，则可保证供给宝宝充足氧气，有利于宝宝发育，缓解腰痛、脚痛、下肢水肿、呼吸困难等症状。

（2）体育运动能够增强肌肉力量。孕妈妈进行体育运动时，能使全身肌肉的血液循环得到改善，肌肉组织的营养增加，使肌肉储备较多的能量。增强腹肌，能防止因腹壁松弛造成的胎位不正和难产。有力量的腹肌、腰背肌和骨盆肌还有利于自然分娩。

（3）体育锻炼能增强骨骼力量。可防止孕妈妈出现牙齿松动和骨质软化等症状。

（4）体育锻炼能增强神经系统功能，使人体各个系统器官更有效地协调工作，可以帮助孕妈妈各个系统在妊娠期间产生一系列适应性变化。

（5）体育运动能够增加抵抗力，减少疾病的发生。

❋ 剧烈运动不安全

孕妇适当运动和活动，可以调节神经系统的功能，增强心肺活力，促进血液循环，有助于消化和睡眠，也有利于胎儿的生长发育。但孕妇一定要避免参加过量的活动和剧烈的运动。

（1）避免过度劳累，不要提举重物和长时间蹲着、站着或弯着腰劳动。这样过重的活动会压迫腹部或引起过度劳累，导致胎儿不适，造成流产或早产。

（2）常骑自行车的孕妇，到妊娠6个月以后，不要再骑自行车，以免上下车不便，出现意外。

（3）跑步、举重、打篮球、踢足球、打羽毛球、打乒乓球等运动不但体力消耗大，而且伸背、弯腰、跳高等动作太大，容易引起流产。

（4）妊娠8个月以后，孕妇的肚子明显增大，身体笨重，行动不便，有的孕妇还出现下肢水肿以及血压升高等情况，这时应尽量减少体力劳动，忌干重活，只能做一些力所能及的轻活。在家务劳动中，要注意不做活动量大的家务，更不要长时间劳动，使身体过于疲劳。

❋ 冬季运动注意这4点

1 注意安全，防止跌伤

孕晚期的孕妇一定要非常的小心，特别是在运动的时候，孕妇的身体笨重，别说运动，就连出行都要小心，防止跌伤，天寒地冻时尽量不要外出，如果必须外出和运动的话，一定要穿防滑的鞋子，尽量选择积雪已经打扫干净的路面走。

2 多做室内运动

孕妈妈们不要因为天气变冷就中断运动，冬天室外较冷，并且容易感冒，且有时路较滑，容易摔倒，但是孕妈妈可以多做室内运动，在家中做一些运动，比如说孕妇体操或者是瑜伽等运动，这些都是冬季较适合孕妇的一些运动。

3 严防病毒感染

冬季的气温比较低，而且温差也非常的大，孕妈妈的抵抗力较弱，很容易引起感冒，或者是呼吸道等的疾病，甚至患病毒性传染病，所以尽量少去人多的地方运动，以及公共场合，可以在家或者是人较少的地方运动。

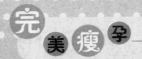

4 及时增减衣物

冬季对孕妇和胎儿健康很不利，所以保暖很重要，根据气温变化，适时增加衣服，要穿得暖和一些，特别是在运动的过程中，一定要根据自身的冷热及时增减衣服，以免被感冒病毒的侵袭。

❋ 锻炼会阴，为分娩做准备

骨盆在怀孕期间支撑了胎儿的全部重量，在生产时也扮演着相当重要的角色。而会阴部的肌肉收缩控制，不仅有助于生产，还能避免可能发生的尿失禁。事实上，许多年轻女性在怀孕之前，有时在咳嗽、打喷嚏或从事剧烈运动的时候，就已经体验过轻微的尿失禁现象了。这些问题可由下列运动的经常练习而获得改善。

1 横膈膜呼吸

背朝下躺卧，以前臂支撑着上半身，吸气，同时使下腹部膨胀。然后吐出所有吸进的气，同时收缩下腹肌肉与骨盆。屏住呼吸3~5秒，保持下腹部肌肉的结实。最后做一个深呼吸，完全放松下腹肌与骨盆。重复5~10次。

2 屏住小便

在小便的过程中，有意识地屏住小便几秒钟，中断排尿，稍停后再继续排尿。如此反复，经过一段时间的锻炼后，可以提高阴道周围肌肉的张力。

3 提肛运动

这项运动可增加肛门、会阴部肌肉的弹性，能减少会阴部肌肉的撕裂，利于分娩。轻轻地吸气，此时收缩肛门、会阴部肌肉，就像中断排尿时那样用力收紧肌肉。维持片刻（尽可能保持一段时间）后呼气放松。一般做 10～15 次。

4 收缩运动

仰卧，放松身体，将一个手指轻轻插入阴道，后收缩阴道，夹紧阴道，持续 3 秒，后放松，重复几次，时间可以逐渐加长。走路时，有意识地要绷紧大腿内侧及会阴部肌肉，后放松，重复练习。坐着的时候，收缩与放松臀部。这个动作可以在一天中的任何时候进行。

✳ 腰部压力大，要细心呵护

怀孕对脊柱是一个考验，重量增加和重心改变，脊柱都要承受更大的压力，如果缺乏活动，很可能在产后落下腰酸背痛的毛病。孕妈妈可以按照以下的步骤做一做缓解腰部不适的运动。

（1）双手扶椅背，在慢慢吸气的同时使身体的重心集中在双手上，脚尖立起，抬高身体，腰部挺直，使下腹部靠住椅背，然后慢慢呼气，手臂放松，脚还原。每日早、晚各做 5～6 次，可减少腰部的酸痛，还可以增强腹肌力量和会阴部肌肉弹力，使分娩顺利。

（2）骨盆与背部摇摆运动：仰卧，双腿弯曲，腿平放床上，利用脚和臂的力量轻轻抬高背部。可以减轻怀孕时腰酸背痛。怀孕 6 个月后开始做，每日 5～6 次。

（3）脊椎伸展运动：仰卧，双膝弯曲，双手抱住膝关节下缘，头向前伸，贴近胸口，使脊柱、背部及臀部肌肉成弓形，然后再放松，每天练数次。这是减轻腰酸背痛的最好方法，怀孕 4 个月后开始做。

（4）腰背肌肉运动：双膝平跪床上，双臂沿肩部垂直支撑上身，利用背部与腹部的摆动活动腰背部肌肉，在怀孕 6 个月后开始做。

✻ 孕期游泳没问题吗

游泳能改善准妈妈的情绪，有助于分娩时顺产，还可使诸如腰痛、痔疮、静脉曲张等症状减轻。但要注意，有血压高、心脏病、阴道出血、腹痛等情况不能游泳。游泳应该选择有医生监护的游泳池，水温不要低于 30℃，每次的时间不宜太长，以免发生流产。

准妈妈游泳应注意以下几点。

（1）游泳前要做体检，听取医生的意见看是否可以游泳及游泳时应注意什么。

（2）准妈妈游泳必须选择正规的游泳池，水温在 30℃ 左右，清洁卫生。

（3）准妈妈游泳要有亲人、朋友一同前往，以随时照应，保证安全。

（4）准妈妈游泳动作不宜剧烈，可以做水中漂浮，轻轻打水，仰泳更适合准妈妈。

（5）准妈妈游泳要避开游泳池人多的时间段，如在室外泳池游泳，还要避开阳光强烈的时间段，上午 10 时至下午 4 时不宜去游泳。

（6）准妈妈若身孕未满 4 个月，或有流产、早产、死胎史，或出现阴道出血、腰部疼痛、妊娠高血压综合征、心脏病，均不宜游泳。另外，妊娠晚期也不要去游泳。

☀ 简单实用的孕期保健操

介绍几种每天只需要几分钟就能做的简单孕期保健操，不仅能有效缓解不适，还能增强自身体质。

1 收缩骨盆底肌群

预备动作：四肢着地，上半身的肩、肘、腕位放在同一直线，下半身的髋关节在膝盖骨的正上方。双手与肩同宽，双脚与臀部同宽，背部打平，头、颈放松。

动作1：吸气时放松，吐气时收缩腹部，并且提肛夹臀。

动作2：收缩腹部，维持手、脚四点着地，身体平行前移与后移，能感觉到腹部收缩得更紧实。

效果：帮助稳定核心及骨盆底肌群。

2 骨盆运动

预备动作：坐在皮球上，双脚与肩膀同宽，并踩着地面，双手置于身体两侧。

动作1：保持腰部不动，头、颈、背保持一直线，往前往后运动骨盆。

动作2：保持腰部不动，骨盆由左至右做360°旋转。

效果：控制骨盆和腰的位置，适度活动骨盆，可舒缓腰部与骨盆因为站立过久引起的肌肉韧带紧绷，避免关节酸痛。

3 C字形运动

预备动作：坐在皮球上，双脚与肩膀同宽，踩在地面，双手打开与肩同宽并向前伸直。

动作：缩小腹，把肚脐往内吸，让脊椎延伸，使背部呈"C"字形的圆弧状。

效果：锻炼腹肌。

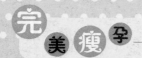

4 下蹲运动

预备动作：双脚打开比肩膀稍宽，抬头挺胸，肩膀后缩、放松，双手自然放下。

动作：双手往前直伸，在上半身保持直立的情形下往下蹲，腹背部会有被拉紧的感觉。蹲之前必须收缩小腹，提臀、提肛，以稳定重心，膝盖弯曲的角度不要超过脚尖，以免加重膝盖负担。双手也能放在腰上。

效果：训练核心肌群＋骨盆＋大腿＋臀部，防治腰酸背痛，还能加强腿、臀的力量，有助产之效。

5 侧躺抬腿

（1）抬腿

预备动作：身体侧躺，下方的脚弯曲，上方脚伸直，头靠在下方手臂上，位于上方的手臂则扶地以保持平衡，缩小腹，身体不要往前或后倒。

动作1：抬腿，脚趾往前伸，抬起的角度不要太高，否则无法稳定腰部。

动作2：维持缩小腹，慢慢将脚放下，回到预备动作。

（2）侧踢

预备动作同上。

动作1：上方的脚往前伸，然后再向后侧踢。

动作2：维持缩小腹，慢慢将脚放下，回到预备动作。

（3）空中画圈

预备动作同上。

动作1：将脚抬起，在空中画圆圈。

动作2：维持缩小腹，慢慢将脚放下，回到预备动作。

效果：训练臀部、腿部肌肉、提升骨盆稳定度。

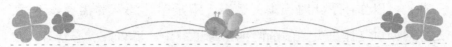

体重必然会增加，但要有底线

❋ 孕后期体重应该怎么增

进入孕中晚期，各位准妈妈也进入了怀孕以来最舒服的阶段：早孕反应基本消失，食欲也逐渐好起来，怀孕初期的种种心理不适也得到缓解，在这种愉悦欢快的氛围中，准妈妈的体重增长是让人猝不及防的。所以，准妈妈一定要时刻保持高度警惕，严格管理自己的体重，不仅要让胎儿健康，更要自己健康美丽。谁说生孩子就必须牺牲准妈妈的身材？我们就是要胎儿发育、身材保持两不误。

对各位准妈妈来说，孕期控制体重是有一定难度的。尤其在孕中晚期的 6 个月中，无论哪一阶段稍有疏忽、放纵，都可能导致体重飙升。这里建议准妈妈把长期的控制体重目标分割成几个短期目标来实现，把孕中晚期的 6 个月分割成几个小部分，每个部分设置一个增重底线，控制起来也就更加容易一些。

1 孕 4~5 个月

这一时期的准妈妈，进入整个孕期最轻松、最幸福的时期。早孕反应消失，胃口好转，可以吃很多美味的食物。虽然准妈妈的肚皮会逐渐隆起，但胎宝宝仍很小，准妈妈负担轻，活动不受限制。闲暇时间抚摸肚皮和宝宝交流，让老公一起感受胎动，准

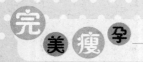

妈妈开始演绎其母亲的角色，产生出无限的自豪感和喜悦感。

这是一个非常愉悦的时期，心情好，胃口当然就好。适当多吃一些，可以弥补孕吐时损失的营养，满足胎儿的营养需要。不过，这一时期也是体重失控的危险期，身子舒坦、胃口好、心情好，很多准妈妈都不把长胖当回事。

2 孕6个月

进入孕6个月后，准妈妈的肚子越来越大，接近典型孕妇的体型。到孕7月末时，子宫底的高度上升到肚脐以上，不仅下腹部，连上腹部也大起来，肚子感到相当沉重。由于肚子巨大，体重增加，准妈妈下半身很容易疲劳，有些孕妇一直被背肌、腰部疼痛所困扰。由于子宫压迫骨盆底部，这一时期便秘、长痔疮的准妈妈也多了起来。由于钙质等成分被胎儿大量摄取，有些准妈妈会牙痛，或者腿肚子抽筋。

总的来说，这是一个相对艰苦的时期，准妈妈一定注意休息，保证睡眠。为了减轻腹部的巨大压力，准妈妈适当控制体重是很有必要的。标准型身材的准妈妈体重增加要控制在4千克以内，偏瘦型妈妈的增重范围要控制在4~5千克，偏胖型妈妈的增重底线则为2千克。

需要注意的是，这一阶段体重增长很有劲头儿。很多准妈妈都觉得自己没吃什么，可体重每天都在增长。为了及时控制，准妈妈应该每天测量体重，使体重维持在正常范围内。饮食方面，适当补充营养素，尤其是钙质的补充，一定要加强。准妈妈出现的腰酸腿疼、关节疼、手脚抽筋等，都是缺钙的表现。4~6个月时，准妈妈每日补充钙质300毫克即可，但从7个月开始，钙质每天要增加到500毫克。

3 孕8个月后

这一时期准妈妈的肚子更大，肚脐眼也消失了，成了平平的一片。由于子宫压迫膀胱，尿频更为明显，而且阴道分泌物也增多起来。进入孕9个月后，准妈妈还会时常感到肚子发胀，这是子宫在收缩。如果出现反复、规律的子宫收缩，就是临产的前兆。

由于子宫胀大，导致胃、肺与心脏备受压迫，这一时期准妈妈的胃口会受到影响，尤其进入孕9个月以后，一部分准妈妈会懒得吃饭，心跳、气喘加剧，并且呼吸困难。但是，即便准妈妈吃得不多，体重上升仍然很快，有60%的多余体重都是孕晚期体重疯长的结果，准妈妈必须提高警惕。一般来说，标准型体重的准妈妈要把体重增长控制在4千克以内。

❈ 营养与健康并存的饮食清单

孕早期，准妈妈每日摄取的热量约为8790千焦，到了孕中晚期，每天的热量摄取要比孕早期增加837~1046千焦。而在生活中，绝大多数准妈妈摄入的热量都要远远高于这个数值，这也是导致准妈妈体重超标的直接原因。

孕中晚期是胎宝宝的成长关键期，从5月出怀开始，胎宝宝的身长、体重都在比较快的生长，对营养的要求也有所增加。孕中晚期饮食的营养要求如下。

1 适当补充蛋白质

一般来说，这时准妈妈的蛋白质摄入要增加15克，如果准妈妈摄取的是优质蛋白，只要增加9克即可，多喝300毫升的牛奶，或者多吃两个鸡蛋、50克瘦肉都能满足这个要求。如果准妈

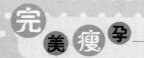

妈摄取的是植物蛋白，比如豆腐，那就要多吃 150 克的豆腐。这样基本可以满足胎宝宝对蛋白质的需求。

有些准妈妈会说，多补充一些蛋白质总是好的，储存在体内，胎宝宝想用多少就用多少，可以长得更结实、更聪明。这里我要告诉大家，蛋白质在体内是不能长期储存的，一旦摄入超标就会增加肾脏负担。孕期，准妈妈的各个脏器本身就比平时负担重，过多的蛋白质会对准妈妈的健康、胎宝宝的发育产生一定的不良影响。

所以，营养够用就行，不必求多。

2 多吃富含维生素、微量元素的食物

在总热量不超过 2300 千卡的情况下，准妈妈在食物的选择上，还应尽量选取富含维生素和微量元素的食物。例如，主食中适当加入粗、杂粮，多吃新鲜蔬菜和水果。蔬菜水果的品种要多样，尽量选择应季蔬果，这时它们的营养价值是最高的，各种食品添加剂的使用也是最少的，吃起来最营养也最安全。

如果可以吃到农家用粮食喂养的鸡、猪，一定要吃些内脏，它们是补充维生素 B_1、维生素 B_2 和烟酸的最好来源。

3 供给充足的必需脂肪酸

孕中晚期胎儿大脑的发育很快，尤其是孕晚期，是宝宝大脑细胞增殖的高峰，需要充足的亚油酸转化为花生四烯酸，满足大脑发育所需。准妈妈还要适当补充二十二碳六烯酸，即我们常说的 DHA，它是神经突触发育所必需的，一般可以通过吃海鱼补充。

总的来说，孕中晚期一日食单可在孕早期食单基础上加 100 克主食、50 毫升牛奶，动物性食物可加至 150～200 克，基本就能满足孕中晚期的营养需求。在增加热量的基础上准妈妈还要配合一定的运动，这样才能保证自己的健康和胎儿正常发育。

❋ 孕后期的三餐举例

这个餐单提供的热量约为 2300 千卡，基本满足了孕中晚期准妈妈的营养需求。需要注意的是，由于子宫胀大，孕晚期准妈妈吃多了胃不舒服，可以少食多餐，餐单可以根据需要做出调整。到临产前，准妈妈要特别控制食量，比之前少吃一些也没关系，基本上不会对宝宝产生影响。

1 早餐

麦片燕麦粥（牛奶 250 克，燕麦片 50 克），红豆面包（面粉 50 克，红豆馅 10 克），鸡蛋 1 个，凉拌豆苗菜（豌豆苗 50 克）。

2 午餐

二米饭（大米 100 克，小米 50 克）；栗子煲鸡（鸡胸肉 100 克，栗子 20 克），凉拌双色甘蓝（绿甘蓝、紫甘蓝各 50 克），白菜豆腐汤（豆腐 100 克，白菜 50 克，香菜 10 克）。

美食分享——栗子煲鸡：栗子含有丰富的蛋白质、不饱和脂肪酸、B 族维生素等，有很好的滋补功能，与具有生精养血、增补五脏的鸡肉相配，补而不腻，很适合准妈妈食用。不过，栗子热量高，一次不能吃太多，以免热量摄取过量。

3 下午加餐

酸奶水果沙拉（酸奶 1 杯，香蕉、鲜桃、樱桃各 20 克）。

4 晚餐

混合面馒头（标准粉 60 克，玉米面 40 克）；清蒸三文鱼（三文鱼 100 克），脆炒藕片（莲藕 150 克）；什锦香菇蔬菜汤

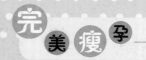

（香菇、胡萝卜各50克，番茄40克，玉米粒10克）。

5 晚饭后加餐

新鲜的应季水果100克。

整个餐单的全日烹调用油为20克。餐单中提供了许多优质蛋白质，各种维生素、矿物质的含量也很高，很适合孕中晚期的准妈妈。食物的烹调一定要少盐，要煮熟煮透，这样更易于消化。

需要说明的是，孕妇个体有较大的差异，所以每天吃的食物数量不能一概而论，也不能机械地要求每餐进食同样多的食物。如果今天肉吃得多了些，明天就少吃些肉，多吃些蔬菜。只要能够把握一个度，把总体营养及热量控制均衡即可。

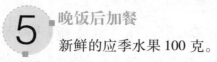 ## 摒弃"一个人吃，两个人补"的想法

孕妇要合理饮食，既然不能营养不足，又不要营养过剩，要做到营养适度，荤素搭配，注意活动，防止由于营养过剩造成高血压和"巨大儿"。传统观念认为，孕妇是一个人吃两个人的饭，所以食量要增加。但是现代研究认为，不应当因为妊娠而改变生活方式，每天不应进食过多的热量，同时还应在医生的指导下消耗足够的热量。妊娠期间唯一特别需要的是每天增加300卡的热量供应（相当于3杯去脂牛奶所含的热量）。要坚持每天进餐3次，不要大吃大喝，应多吃富含叶酸、维生素C和维生素A的水果和蔬菜，少吃油炸食品和经食品工业加工处理过的食品。

要保证适宜的脂肪供给。脂肪是脑结构的重要原料，必需脂肪酸缺乏时，可推迟脑细胞的分裂增生。脂肪的供给以占总能量的20%～25%为宜。植物油所含的必需脂肪酸比动物脂肪要丰富。

有的孕妇胃口特别好，不但吃得多，营养也相当丰富，并且很少活动，她们以为这样才有利于胎儿生长发育和分娩。其实这种吃法很容易使孕妇发胖，也会使胎儿过大，容易造成分娩困难。

如果孕妇每日各种食物吃得过多，特别是摄入糖类和脂肪过多，出现营养过剩，会导致孕妇血压偏高和导致胎儿长成"巨大儿"。如果孕妇过胖，还容易造成哺乳困难，不能及时给孩子喂奶，乳腺管堵塞，引起急性乳腺炎。

❋ 3 款不利于孕妇健康的美食

除了保健营养品，亲朋好友还会给准妈妈买许多补品，如甲鱼、螃蟹、人参等。这些食物本身没有问题，但对于孕妇来说就不太适合，可以适当吃些，但必须小心拿捏量，以免损害准妈妈及宝宝的健康。

1 螃蟹

螃蟹味道鲜美，营养价值也很高，是很多准妈妈的桌上常客。不过，南北朝名医陶弘景认为"蟹爪，堕包坠胎"，意思就是吃蟹爪会导致流产。《本草纲目》也有类似的记载："蟹爪，堕生胎，下死胎。"意思是说，吃蟹爪活胎容易流产，死胎有助排出。为什么会有这种问题呢？中医认为，因为螃蟹性凉，容易使子宫肌肉收缩，引起流产，特别是蟹爪的流产作用更为明显。

从现代医学的角度来看，螃蟹是否会引发流产，目前还不能确定。但从营养学角度来看，孕妇的确应该少吃螃蟹，因为螃蟹蛋白质含量太高，吃多了会伤脾胃、消化不良。准妈妈如果要吃螃蟹，一周吃一只螃蟹就足够了。

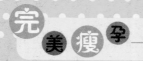

2 ● **甲鱼**

甲鱼营养丰富，含有蛋白质、脂肪、钙、铁、动物胶及多种维生素，吃起来味道鲜美，有滋阴益肾的功效。不过，甲鱼性寒，有很强的通络、散瘀的功效，孕早期食用很可能会引发流产。即便是在怀孕中晚期，吃甲鱼也能不过量，1个月吃两次就足够了。

3 ● **黄芪炖鸡**

黄芪是味中药，有益气健脾的作用，和母鸡一起炖汤，有滋补益气的作用。在孕早期，适当吃些黄芪炖鸡是可以的，但不能吃得太多，以免营养过剩。在孕中期和孕晚期就不要吃黄芪炖鸡了，因为黄芪有补气、壮筋骨、长肉补血的作用，会让胎宝宝的骨肉发育长势过猛，导致胎儿过大。尤其是要临产的准妈妈，更不能吃黄芪炖鸡，由于黄芪有益气、升提、固涩作用，会干扰妊娠晚期胎儿正常下降的生理规律，造成难产。

❋ 饮食有技巧，光吃不长肉

准妈妈并非少吃就能减肥，注重食物的烹饪方式，如进食的技巧、食物的烹调、外食的选择等，都是控制体重的关键。同样的营养价值，如果选择热量较低的食物，对体内的宝宝并没有差别，但是对于妈咪本身，可是影响很大！而且这些观念及技巧，对于产后恢复身材也很有帮助。

（1）一日三餐不定时，最容易发胖，也会导致身体不健康。所以，定时定量才是健康饮食方式，并且养成三正餐一定要吃的习惯。

（2）改变进餐顺序。正确的进餐顺序，先喝水，再喝汤，再吃蔬菜，最后才吃肉类和米饭。

（3）拒绝快餐店的诱惑。外食的烹调方法，常是高油、高盐、高糖，其所造成的后果当然是高胆固醇、高卡路里。所以，减少外食机会，尽量自己动手做菜，既卫生又能控制调味料的量，才能吃出健康。

（4）少油的营养高汤。高汤中的丰富钙质，是孕妈咪和胎宝宝所不可或缺的。饮用高汤之前，先去除漂浮在最上面的油质。

（5）改变烹调方式。尽量用水煮、蒸、炖、凉拌、红烧、烤、烫、烩、卤的烹调方式，其中，尤以余烫的方法最健康。以上的烹调方式尽量不要再加油，可加酱油。烹调时加入少量的糖、酒、芡汁。

（6）多吃绿色蔬菜。用餐时，不妨少吃饭，多吃蔬菜，因为，蔬菜里的纤维质会有饱腹感，不易发胖。带汤汁的菜肴，应将汤汁稍加沥干后再吃。

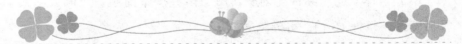

好心情，好体力，迎接小宝宝

❋ 赶走疲劳，心情才能舒畅

在妊娠后期，90%的准妈咪会感觉懒散、浑身无力，这是准妈咪体内激素发生变化导致的。研究睡眠的专家发现，在总有疲劳感

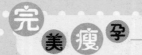

的准妈咪的血液里，有一种身体自己分泌的类似麻醉药的激素。它的主要成分是黄体酮，主要作用于子宫。这些物质使子宫的肌纤维松弛，避免过早疼痛，从而使得胎儿可以不受干扰地成长。同时，这一时期准妈咪会有恶心、呕吐等，也会影响睡眠的质量。有调查显示，只有1/4的准妈咪在怀孕的头15周能享受到令人满意的睡眠。这种疲倦感在孕早期和孕晚期尤为明显。在怀孕的最后的一段时间，准妈妈一定要休息好，保证足够的体力迎接小宝宝。当你感到身体疲劳时，不妨用以下办法帮助准妈咪缓解疲劳。

（1）想睡就睡，早一点上床睡觉。准妈咪的身体现在的工作量加大了，所以需要更多的休息，尽量避免熬夜。保持睡前放松训练，避免入睡前情绪激动。

（2）将室内温度降低。激素导致准妈咪体温略微增高，这样会影响睡眠质量。降低室温可以使人心平气和，易于入睡。

（3）养成睡午觉的习惯。如果你还在工作，午睡就格外的重要了。其实你只需要靠在一个地方，小睡20分钟，或者闭目养神就可以了。

（4）按摩。闭目养神片刻后，用手指尖按摩前额、双侧太阳穴及后脖颈，每处16拍，可健脑养颜。

（5）泡脚。泡脚有促进血液循环的作用，让紧绷的肌肉恢复柔软性，走出疲惫的状态。

（6）冥想。在冥想时，不妨将视野望向远处，心平气和地想着美好的事物，然后让脑袋逐渐地放空，借由放空让脑筋重整。在冥想时千万不要胡思乱想，如此一来，会让你的身心更加疲倦。

❋ 准妈妈要避免消极情绪

孕期的种种不适会让准妈妈忧虑不安，容易被消极情绪的阴影笼罩。因此，在怀孕期间，准妈妈要懂得自我心理调适，爱护自己，做一个快乐的准妈妈。

（1）寻找乐观热心的好朋友，充分享受友情的快乐，会让准妈妈的情绪得到积极的感染，从而摆脱消极情绪。

（2）积极改变自己的形象，准妈妈不妨经常改变一下自己的形象，如改变发型、换换衣服、美化一下自己的家等，在改变中让自己保持积极乐观的心态。

（3）虽然怀孕让准妈妈的体形有所变化，但仍然不要忘了打扮自己。为自己挑选合身的孕妇装，搭配出靓丽大方的款式。自己穿上显得精神漂亮，有份好心情，对宝宝也是一种美学胎教。

（4）适当布置宝宝用品。在家中适当添置一些婴儿用的物品，让那些可爱的小物品随时提醒准妈妈：一个小生命即将来到自己的身边！还可以在墙上贴上漂亮宝宝的照片，每天带着美好的憧憬去欣赏。

❋ 准备一双舒适的鞋

孕妈咪在怀孕期间身体的重量一般会增加 15 千克左右，腹部的隆起导致重心也发生改变，走路时腿和脚的压力也随之大了许多。穿一双不合脚的鞋会使孕妈咪感到疲惫，从而增加孕期的不适。

脚的柔韧度主要是靠脚弓来完成，脚弓除了可以吸收人体行走时的震荡外，还可以保持人的身体平衡。因此孕妈咪在选购鞋时，

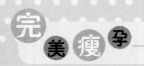

除了讲究舒服、保暖，还要考虑脚弓的需要。

许多孕妈咪怀孕后会选择平底鞋，但是穿平底鞋走路时，一般是脚跟先着地而脚心后着地，穿平底鞋不能维持足弓吸收震荡，又容易引起肌肉和韧带的疲劳及损伤，相对而言选择 2～3 厘米高的鞋跟的鞋比较合适。

冬天，孕妈咪最好选择宽松一些的、温暖舒适的布棉鞋，因为在怀孕中后期孕妈咪的脚容易发生浮肿，脚型发生变化，怀孕前的鞋子就显得很小。布棉鞋的弹性好，还可以适合多种脚型。

夏天选鞋以薄布拖鞋为宜。夏天天气热，很多孕妈咪日常起居时喜欢穿拖鞋，因为它具有方便、柔软、有弹性等优点。但孕妈咪的汗腺分泌旺盛，脚部的汗液多，容易形成汗脚，穿橡胶或塑料拖鞋时有可能引发皮炎，过敏性体质的孕妈咪尤其容易发生，而坡型泡沫底凉鞋弹性好，也比较适合脚的形状，但鞋底很滑，容易摔跤。

一双舒适的鞋能帮准妈妈减少一些身体不适，因此选择舒适、具有支撑力的鞋很重要，最好的鞋是与鞋垫相适合，鞋底较厚、防滑，在走路时提供较好的摩擦力和支撑力的鞋。另外，孕妈咪还要注意选择防滑底的鞋，以免滑倒。

❋ 不能忽略的胎儿出生前检查

通过羊膜囊穿刺术、胎血化验、超声波检查等技术可早期发现胎儿疾患，及时采取相应措施。检查的时间在妊娠第 14～20 周较好。有以下情况之一的孕妇应到医院做胎儿检查。

（1）怀孕早期，孕妇腹部接受过 X 线检查，胎儿发生畸形的可能性较大，应对胎儿进行检查。

（2）生过畸形胎儿的孕妇，特别是生过无脑儿、脊柱裂胎儿的孕妇，再生同样病胎的可能性为5%～10%，所以一定要做胎儿出生前检查。

（3）多次流产或死胎的孕妇，若父母一方有染色体异常，应对胎儿进行出生前检查。

（4）生过患新生儿溶血症胎儿的妇女如果再次妊娠，胎儿的病情会更重，所以一定要做胎儿出生前检查。

（5）35岁以上的孕妇卵巢排出的卵子可能老化，甚至异常，其胎儿先天性畸形、先天性痴呆发生率较高，应做胎儿出生前检查。

（6）家族中有痛风症、蚕豆病、苯丙酮尿症者，母亲再次怀孕得同样病的可能性为25%，所以要做胎儿出生前检查。

（7）孕期服用过致畸药物或受病毒感染的孕妇，胎儿畸形的发生率高，应做检查。

（8）近亲结婚者易发生各种遗传性疾病，要对胎儿进行出生前检查。

❉ 双胞胎妈妈的注意事项

与单胎妊娠相比，双胞胎妊娠很容易使母体处于超负荷状态，如果不加注意，就会发生许多并发症，其后果是极其严重的。

（1）双胎妊娠妇女往往在妊娠早期即出现贫血，这是因为她们的血容量比单胎妊娠明显增大，对铁的需求量也很大。为防止贫血，除加强营养，食用新鲜的瘦肉、蛋、奶、鱼、动物肝脏及蔬菜水果外，还应每日适当补充铁剂、叶酸等。

（2）双胎妊娠孕妇的子宫比单胎明显增大，且增速较快，特别是在 24 周以后，尤为迅速。这不仅增加了孕妇的身体负担，同时由于对心、肺及下腔静脉的压迫，还会产生心慌、呼吸困难、下肢水肿及静脉曲张等压迫症状，在孕晚期更为明显。因此，在孕晚期，要特别注意避免劳累，多休息，这对减轻压迫症状，增加子宫的血流量，预防早产都有好处。

（3）由于双胎导致子宫过度膨大，往往难以维持到足月分娩。因此，双胎孕妇需要提前住院待产，以保证产妇的顺利分娩。

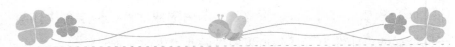

孕后期瘦孕食谱

猪肉冬瓜饺子

原 料

小麦面粉 250 克，猪肉 150 克，冬瓜 500 克，葱、姜、精盐、酱油、香油、猪油各适量。

做 法

❶把小麦面粉加适量温水和成面团，揉匀，饧发；将冬瓜洗净，削皮，去瓤，擦丝，加入少许精盐拌匀，挤干水分；姜、葱切成末；将猪肉洗净，用绞肉机绞碎，加入葱末、姜末、酱油、精盐、猪油、香油、冬瓜拌匀，做成馅料。

❷将面团搓成长条，分成若干个小面团，擀成圆皮，包入馅料，捏成饺子，下入开水中煮至饺子浮起即可。

蘑菇蛋卷

原 料

鸡蛋 2 个，鲜蘑菇 100 克，火腿 80 克，奶油、植物油、面粉、牛奶各适量。

做法

❶把鸡蛋打散，在平底油锅上摊成蛋皮；把奶油、面粉、适量牛奶搅拌均匀成面糊；蘑菇洗净，撕成丝；火腿洗净，切片。

❷在蛋皮上铺上面糊、蘑菇丝及火腿片，卷起即可。

糯米椰子粥

原料

椰子肉、山药、糯米各100克，鸡肉150克，植物油、精盐、鸡精、酱油各适量。

做法

❶把椰子肉洗净、切片；把鸡肉洗净切成片，加入适量植物油、精盐、酱油腌渍片刻；山药洗净、削皮、切片；把糯米淘洗干净。

❷把糯米、山药片、椰子肉片加适量清水煮粥，半熟时加入鸡肉片同煮至糯米软烂后加入少许精盐、鸡精调味即可。

大枣西米蛋粥

原料

西米100克，大枣50克，鸡蛋1个，桂花糖、红糖各适量。

做法

❶西米用清水浸泡，淘洗干净；大枣去核，洗净切丝；鸡蛋磕入碗中，搅打成液。

❷锅中加入适量清水，大火烧开，加入大枣、红糖、西米，烧煮成粥。

❸倒入鸡蛋液，撒上桂花糖即可。

鲜虾蛋粥

原料

米饭1小碗，鸡蛋1个，虾仁、菠菜各50克，葱花、精盐各适量。

做法

❶将米饭煮成稀饭；葱切碎；菠菜切段；鸡蛋磕入碗中，搅成蛋液。

❷把菠菜与虾仁加入稀饭中

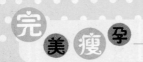

煮沸，用精盐调味。

❸最后倒入蛋液，撒上葱花即可。

焦熘鱼片

原料

鱼片50克，木耳、青蒜各20克，青椒100克，白糖、植物油各10克，料酒、精盐、水淀粉、醋、葱花、酱油各适量。

做法

❶鱼片洗净，切片，放入碗内，加料酒、精盐、水淀粉拌匀；青椒去籽洗净后切成菱形片；青蒜洗净切段；把木耳泡好。

❷青蒜、葱花放在另一碗中，再加入酱油、料酒、精盐、水淀粉、醋、白糖及清水搅匀成调味汁。

❸待植物油烧至六成热，把抓匀的鱼片逐一下入油锅内，炸至鱼片外焦里嫩时下入青椒片，倒入漏勺中，控油。

❹原锅坐火上，加入植物油，油热后将鱼片、青椒、青蒜、木耳、碗内的调味汁倒入，颠翻装盘即可食用。

爆炒腰花

原料

猪腰子200克，冬笋、木耳各50克，蒜、葱、醋、酱油、精盐、鸡精、料酒、水淀粉、清汤、植物油各适量。

做法

❶将猪腰子洗净，切成条，与酱油、水淀粉拌匀；把冬笋、木耳洗净，用开水焯一下，切成片；把适量酱油、精盐、鸡精、料酒、清汤、水淀粉拌匀，调成芡汁；蒜切成片；葱切成末。

❷将植物油倒入锅中烧热，把猪腰子下入油锅滑至卷缩捞起；把蒜片、葱末投入油锅煸炒，加入适量醋、料酒、冬笋片、木耳片略炒。

❸把芡汁倒入锅里，投入腰花，快炒几下即可。

鹌鹑豆腐

原 料

豆腐 100 克，肉末 25 克，鸡蛋 1 个，青椒、番茄各 50 克，水发木耳 30 克，酱油、精盐各 5 克，猪油、料酒各 3 克，味精 2 克，水淀粉 40 克，葱、姜末少许，高汤 250 毫升，植物油 100 克（实耗约 5 克）。

做 法

❶将豆腐搅碎，放入盆内，加入肉末、鸡蛋，加入精盐 2 克和适量葱姜末，加水淀粉搅匀成馅；木耳洗干净撕成小块；番茄去蒂，切成块；青椒择洗干净，切小块备用。

❷将植物油放入锅内，烧至六成热时，用小勺一勺一勺将豆腐下锅内，炸成金黄色捞出。

❸将猪油放入锅内，下入葱姜末炝锅，投入青椒、木耳和番茄煸炒几下，加入酱油、精盐、味精和高汤，开锅后投入炸好的"鹌鹑"豆腐，用水淀粉勾芡，

淋入料酒，出锅即可。

翡翠菜花

原 料

菜花、菠菜各 250 克，鸡胸肉 100 克，火腿、香菇、冬笋、淀粉各 15 克，蛋清 2 个，面粉 5 克，葱、姜、精盐、味精、料酒、香油各适量。

做 法

❶将菜花洗净，掰成指头肚大小的 20 块，放入沸水锅中焯一下，捞出控净水。

❷将火腿、香菇、冬笋均切成小薄片。

❸将菠菜、葱、姜洗干净，一并捣烂，用纱布包住挤出汁。

❹将鸡胸肉砸成泥，加入面粉、淀粉、蛋清、精盐搅黏，再放入菠菜、葱、姜汁，打成面糊。

❺盘内稍抹一点香油，将搅好的鸡肉糊分 20 份放入盘内，稍按一下，将菜花柄上沾点面粉，插在鸡肉糊中间，上笼蒸 8

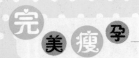

分钟，取出放入大碗内。

❻锅内添一点水，将火腿片、香菇片、冬笋片放入烧沸，加精盐、料酒、味精、香油搅匀，倒入大碗内即可。

盐水虾

原　料

新鲜河虾 500 克，精盐、姜、葱、料酒、鸡精各适量。

做　法

❶将虾去须、脚，洗净；葱切成段；姜切成片。

❷把整理干净的虾下入开水中，加适量葱段、姜片、鸡精、料酒、精盐烧开即可。

菠菜猪肝

原　料

猪肝 300 克，菠菜 250 克，香菜、海米、香油、酱油、蒜泥、精盐、醋各适量。

做　法

❶将猪肝洗净，切成薄片，经开水烫至断生，捞出，控干水分；将菠菜择洗净，用开水烫至断生，凉后切成段；香菜择洗净，切成段。

❷将菠菜、肝片、香菜、海米、酱油、香油、醋、精盐、蒜泥拌匀即可。

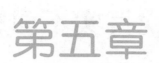

第五章

分娩：妈妈状态好，宝宝更健康

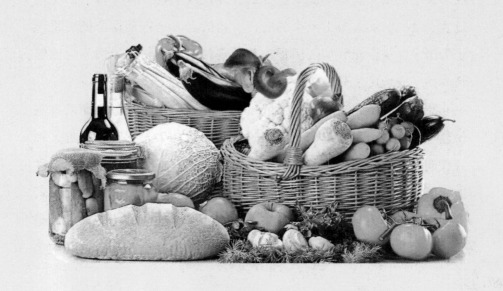

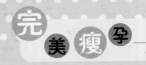

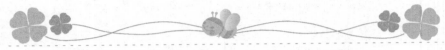

分娩其实不可怕

※ 做好迎接分娩的心理准备

正确认识分娩，保持良好的精神状态是保证顺利分娩的有利条件。但在现实生活中，总会见到一些孕妇在分娩前以至分娩时很紧张，有时甚至由于精神紧张在分娩时发生意外，对分娩造成很大的负面影响，所以保证良好的精神状态是保证顺利分娩的有利条件。

在分娩前，孕妇要避免产生紧张、恐惧和焦虑情绪，当自己感到害怕时，要想办法解脱，如听音乐，看一本自己喜欢的书，做一些喜欢的活动等。要正确认识分娩，分娩其实就是一个自然的生理过程，是一个女人与生俱来的能力，相信自己一定有这个能力将孩子生出来，还要充分信任医护人员和现代医学，相信他们一定能够帮助你平安地度过分娩期。

此外，母子之间的深厚感情，也是产妇顺利度过分娩期的有利保证。母子之情是指母子之间强烈的归属感和依恋感，如果母亲在妊娠期间就与宝宝建立了深厚的感情，那么母亲会发自内心无条件地为孩子付出爱和感情，在分娩时，也会因为爱，而使产妇动用最大的精力和体力，为孩子的到来而努力。但有的孕妇由于种种原因无法与胎儿建立深厚的感情，从心理上不接受甚至排斥，这时应当及早咨询医生以寻求解决，早期及时的干预及开导，可有效地制止病情进展，帮助孕妇克服困难，尽早建立母子感情。在她们了解、掌握和胎儿"相处"的规律和方法，适应了由于胎儿带来的生活变化后，绝大多数母亲都会全身心地爱上自己的宝宝，为分娩做好心理准备的。

✳ 产前产后要做的准备

1 准妈妈在分娩前要做好这些准备

（1）修剪指甲，避免因指甲过长在产后损伤婴儿。

（2）带上牙膏、牙刷、洗脸巾，保持口腔清洁。

（3）在刚生完宝宝时，有些妈妈会觉得寒冷而发抖，需穿上保暖衣或厚袜子。

（4）分娩后，阴道里会有恶露流出，所以要备有足够的消毒卫生纸和卫生巾。

（5）准备2~3个脱卸式的哺乳胸罩，若干条内裤和柔软的拖鞋，准备棉质内衣有利于吸汗。

（6）分娩时，由于经口呼吸，嘴唇可能变得非常干燥，可以涂抹些防唇裂软膏或唇油来防止皲裂。

（7）如果留着长发或头发遮住了脸，需要准备发卡、梳子或发带随时束住头发。

（8）像平时一样，清洁完脸部和手后，搽一些面霜或护肤霜。

（9）可以带上一些如巧克力、饼干之类的小食品。最好带些平时喜爱或可以解渴的饮料。

2 准妈妈和家人要准备好婴儿用品

做好上述准备工作，准妈妈和家人还要做好产后的用

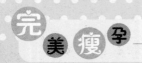

品准备，主要准备婴儿尿布和婴儿服装两种。

（1）准备婴儿尿布。尿布是新生宝宝和婴儿最为重要的用品之一，尿布应准备足够的数量，可以是长方形（长是宽的2倍）或正方形、三角尿布（边长70~80厘米的正方形，可折成三角形），如冬季分娩，应准备得更多一些。尿布质地应选择较软的，吸水性好、耐洗，使用棉纱布、漂白布或软木棉为最好，颜色应线，以便观察大小便颜色。新制成的尿布要烫洗，新布要将布浆除去，并使之柔软，旧布改制的尿布要充分消毒后才可使用。一次性纸尿片使用方便，但费用较高，同时长期使用对婴儿皮肤不好，一般只需在外出时使用，所以不宜多备。

另外，给新生宝宝使用尿包也不错，尿包不用包扎而且还可防止股关节脱臼，在婴儿习惯尿布之前，使用尿包较好。尿包有腰围式和短裤式两种，刚出生时，用腰围式较好，1个月后可改用短裤式。透气好、保温好、质地好的法兰绒或羊毛制成的带尼龙拉链的尿包简便质优，是好的选择，乙烯树脂尿包易挤成一团，不宜给新生宝宝使用。尿包至少需要准备3个，要经常换洗，保持清洁。

（2）准备婴儿衣物。婴儿衣物的选择也是很重要的，应为其准

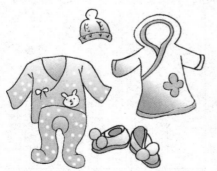

备通气、吸水、保暖、柔软的衣物。为新生宝宝准备2~3件衣服即可，清洁、易穿是婴儿衣服选择的标准，不应太大，否则会引起婴儿的不适且不利于保温，也不好更换。衣服面料可选用棉、法兰绒、针织品、毛巾布等，内衣布料以漂白布最好，纱布也行，内裤可使用漂白布、平纹白布、法兰绒或薄针织品，婴儿刚出生时适合使用

漂白布、纱布。开襟衣物使用绳子加固较为安全，婴儿衣服用品要仔细检查是否有针残留或绽线，防止婴儿因此受伤。

另外，还应为新生宝宝准备围兜、帽子、鞋子和毛毯。围兜以纱布、法兰绒、毛巾布等面料制作，可在腰部或胸部固定的是最好的，清洗后应消毒；帽子要柔软并能够盖到脑部；出生 3 个月内应使用柔软、保暖织物织成脚套来替代鞋子；毛毯应备两条，以轻便、保暖、质地较好的旧毛毯为佳，夏天可使用小毛巾被；如有条件还可准备有帽子的披风衣，以备外出挡风时用。

❋ 临产前的饮食要均衡

怀孕 10 个月，准妈妈已经进入冲刺阶段，胃部不适感有所减轻，食欲有所增加，但往往会对分娩过程产生恐惧心理，因心情紧张而忽略饮食，这时，准爸爸应帮助准妈妈调节情绪，做一些准妈妈爱吃的食物，以减轻心理压力，正常地摄取营养。

（1）要增加蛋白质的摄入量。此期是蛋白质在体内储存相对较多的时期，应多摄入动物性食物和大豆类食物。如鱼、瘦肉、猪、羊、牛的肝脏等。

（2）供应充足的脂肪酸。此期是胎宝宝大脑细胞增殖的高峰，需要足够的脂肪酸来满足大脑发育。脂肪酸在海鱼和蛋类中含量较多。

（3）增加钙和铁的摄入。胎宝宝体内的钙一半以上是在孕后期贮存的，胎宝宝的肝脏此时以每天 5 毫克的速度贮存铁，因此要多摄入动物性食品中的血色素型的铁可食用油炸小鱼、奶类、豆制品和炒虾皮，喝排骨汤等补钙。

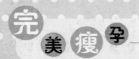

（4）摄入充足的维生素。如果缺乏维生素容易引起呕吐、倦怠，分娩时子宫收缩乏力，延缓产程。每天多吃新鲜的水果蔬菜，如苹果、香蕉、大枣、芹菜、西红柿、油菜、菠菜、萝卜等，可依个人口味进行选择。

（5）摄入热能。其供给量与中期相同，不需要补充过多，适当限制脂肪和糖类的摄入，以免使胎宝宝过大，影响分娩。在孕10月，由于胎儿的生长发育已经基本成熟，如果准妈妈还在服用钙剂和鱼肝油的话，应该停止服用，以免加重代谢负担。

※ 哪些食物可以增加产力

临产时，由于宫缩阵痛，有的产妇不吃东西，甚至连水也不喝，这是不好的。临产相当于一次重体力劳动，产妇必须有足够的能量供给，才能有良好的子宫收缩力。只有宫颈口开全，产妇才有体力把孩子分娩出来。如果产妇进食不佳，会对生产过程产生很大影响。为了孩子及产妇的健康，临产时产妇注意饮食是很必要的。

那么，临产时产妇吃什么好呢？这是每位产妇及其亲人非常关心的问题。此时，由于一阵阵的宫缩痛，会影响产妇的胃口，所以产妇应学会在宫缩间歇期进食的方法。根据产妇自己的爱好，可选择蛋糕、面汤、稀饭、肉粥、藕粉、点心、牛奶、果汁、苹果、西瓜、橘子、香蕉、巧克力等多种食物。

每次宫缩间歇期进食，少食多餐，可进食一些果汁、水果、糖水及白开水等补充机体所需要的水分。

需要注意的是，此时产妇既不可过于饥渴，也不能暴饮暴食。有些产妇认为"生孩子时应多吃鸡蛋长劲"，于是便一顿猛吃十个八个鸡蛋，这种做法常常适得其反。因为人体吸收营养并非是无限制的，摄入营养过多时，"超额"部分的营养就会经肠道及泌尿道排出。不但加重了胃肠道的负担，还可以引起消化不良、腹胀、呕吐，甚至出现更为严重的后果。通常，产妇每顿吃 1 ~ 2 个鸡蛋就足够了。

临产期间，产妇由于宫缩的干扰及睡眠的不足，胃肠道分泌消化液的能力降低，蠕动功能也减弱，吃进的食物从胃排到肠内的时间也由平时的 4 小时增加至 6 小时，极易存食。因此，最好不吃不容易消化的油炸或肥肉类等油性大的食物。

※ 临产前的征兆

预产期到了，预示着孕妇快临产了。但预产期只是孩子出生的大概时间，实际临产日期可以提前或延后 1 ~ 2 周，所以不能仅凭预产期来判断孩子出生的时间，应根据孕妇临产前的一些征兆来确定是否上医院待产。

我们见过或听说过不少不懂孕期保健、缺乏分娩先兆常识的人，将孩子生在路旁，火车上，乃至厕所中的事件时有发生。这样必然会损害产妇和婴儿的健康，甚至送掉母、婴性命。因此，孕妇掌握一些分娩先兆常识是非常必要的。

其表现主要有以下几点。

1 子宫底降低

在正式分娩前两周左右，孕妇会出现子宫底下降、腹部向前下部凸出现象，此时胎动较前减少，孕妇感觉上腹部较为舒适，呼吸较前畅快，胃口增加，但有尿频及下腹坠感或腰酸腿痛，

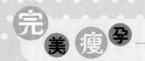

行动不便，阴道分泌物增加。这对初产妇来讲，预示胎头已入盆固定；也预示经产妇胎头入盆，或接近入盆。

2 阴道出现血性分泌物

这是由于子宫颈口扩张，使宫颈内口附近的胎膜与子宫壁分离，致毛细管破裂，俗称"见红"。一般见红的血量少于平时月经量，若超过月经量为异常。见红常在分娩开始前 24 小时内出现。

3 腹痛（子宫收缩）

从孕 8 个月末开始，孕妇无论在站立还是坐或行走时都会感到腹部一阵一阵地发紧变硬，此为子宫开始收缩。每次宫缩的间隔时间长短不一，短者数十分钟，长者两小时，宫缩持续时间较短，每次最长不超过半分钟。若宫缩持续时间短且不恒定，间歇时间长且不规律，宫缩强度不增加，称之为假临产。假性宫缩多在夜间出现，清晨消失且不能使子宫口开大。在孕 38～40 周即进入分娩活动期，在这段时间里若每隔 2～3 分钟宫缩 1 次，持续 50～60 秒，伴宫口进行性开大，这才是临产前的宫缩。

4 破水

由于子宫收缩加强，子宫腔内压力增高，促使羊膜囊破裂，囊内清凉淡黄的羊水流出。一般破水后很快就要分娩了。应立即将产妇以平卧姿势送往医院分娩，千万不可直立或坐起，以免脐带脱出，造成严重后果。

以上任何一征兆，都预示孕妇即将分娩，就应该做好准备。如果出现假宫缩，不用急于去医院，因为一般初产妇大多数从最初感觉到临产征兆至真正分娩还有 1～2 周时间。高龄初产妇或过去做过人工产及婚后 3～4 年才初次怀孕，出现分娩先兆至真正分娩的时间有时较一般人长，且表现明显。而经产妇则可毫无分娩征兆，突然出现要生的现象。

❋ 分娩前要注意这些细节

孕妈咪待产前一周内的状况及注意事项有以下几项。

（1）孕妈咪要观察胎动情况有无异常，子宫收缩的情况，阴道流血及流水的情况，注意有没有头疼、眼花、心慌、呼吸困难等任何不适症状。

（2）大多数的胎儿都将在这周降临，但真正能准确地在预产期出生的婴儿只有5%，提前或推迟两周都是正常的。

（3）准妈咪现在需要注意的是避免胎膜早破，即通常所说的早破水。正常情况下只有当宫缩真正开始，宫颈不断扩张，包裹在胎儿和羊水外面的胎膜才会在不断增加的压力下破裂，流出大量羊水，胎儿也将随之降生。

（4）临产期间，产妇要有信心，在精神上和身体上做好准备，用愉快的心情来迎接宝宝的诞生。丈夫应该给孕妇充分的关怀和爱护，周围的亲戚朋友及医务人员也必须给产妇一定的支持和帮助。

（5）曾做过剖腹产手术的产妇，如果再次生产子，一般需要两年的时间。这是因为，分娩后，短期内子宫壁刀口不一定会愈合得很好，加之瘢痕使刀口缺少弹性，不牢固，在妊娠晚期或分娩时容易发生瘢痕裂开，致使子宫穿孔或破裂，导致大出血甚至危及生命。因此，为使刀口长得更趋于完好，最好两年以后再怀孕分娩，以使刀口处的瘢痕组织愈合得更好，减少再次分娩时的危险。而且随着怀孕月份的增大，注意观察产妇有无异常情况，在预产期前1～2周

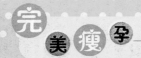

宜住院待产。

（6）另外，准妈咪还要选好医院以及到医院的最佳路线，准备好所需物品，如果情况允许，您可以做一些分娩的练习动作，有助于顺利生产！总之，注意待产前一周内的状况及注意事项，准妈咪会很好地度过临产及分娩期。

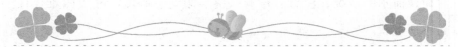

准妈妈应该知道的助产知识

❋ 正确用力可以帮助分娩

学会在分娩中正确用力，可以促进分娩，缩短产程，并缓和子宫收缩所引起的强烈刺激，让准妈咪比较轻松地度过分娩的特殊时期。在孕晚期就可以适当练习一下分娩的技巧。

（1）分娩用力的方向性：分娩中的用力有严格的方向性，用力形成的腹压必须顺着产道的方向才有用，否则毫无意义。用力方向是否正确很好确定：将手掌放在肛门附近，然后用力，如果方向正确，手掌就会被向前推；如果方向错误，手掌就毫无感觉。另外，正确的用力方法，应感觉力量十分均衡，如果只感觉手掌的前半部或后半部受推挤，就表示方法错误，需要重新调整。

（2）分娩用力的有效性：分娩时用力是随着宫缩走的，一次宫缩持续 1 分钟，在这 1 分钟里最少要用力 3 次，才能比较有效。产程越长，耗力越大，有效用力就显得意义非凡。用力的秘诀是吸足气后暂停几秒后再用力。先充分吸气，从鼻子吐气的同时停止呼吸，几秒后再慢慢像要排便或打开肛门似的逐渐用力。此时要紧闭嘴唇，直到最后都不要让空气漏出来。从吸气、用力到吐气完毕，大约需要 25 秒。

（3）当宫口开全时，产妇疼痛有所缓解，有种大便感，工作人员会指导产妇屏气用力的正确方法，此时产妇要调整自己的心理和体力，积极配合，正确用力，以加速产程进展，否则消耗体力影响产程进展而使产程延长，胎儿易发生宫内窒息及颅内出血。

✳ 大喊大叫反而会更痛

有些产妇在分娩阵痛时大喊大叫，认为喊叫一下会舒服一些。其实，分娩时大声喊叫既消耗体力，又会使肠管胀气，不利于宫口扩张和胎儿下降。产妇要对分娩有正确的认识，消除精神紧张，抓紧宫缩间歇休息，按时进食、喝水，使自己有足够的体力确保正常分娩。

如果疼痛确实难以忍受，也可做出以下动作，以进一步减轻疼痛。

（1）深呼吸。子宫收缩时，先用鼻子深深地吸一口气，然后慢慢用口呼出。每分钟做 10 次，宫缩间歇时暂停，产妇休息片刻。下次宫缩时重复上述动作。

（2）按摩。深呼吸的同时，配合按摩效果更好。吸气时，两手从两侧下腹部向腹中央轻轻按摩；呼气时，从腹中央向两侧按摩。每分钟按摩次数与呼吸相同，也可用手轻轻按摩不舒服处，如腰部、耻骨联合处。

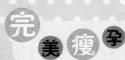

（3）压迫止痛。在深呼吸的同时，用拳头压迫腰部或耻骨联合处。

（4）适当走动。如果产妇一切正常，经医生同意后，可适当走动一下，或靠在椅子上休息一会儿，或站立一会儿，都可以缓解疼痛。

也许你还要经历“灌肠”

准妈咪由于便秘而使肠管内经常有粪便堆积，肠内大量粪便的堆积，分娩时往往会影响胎头的顺利下降及旋转，以致妨碍产程的进展。因此，一般临产前医生都会安排产妇灌肠，以清除肠内粪便，减少产道的阻力，使产程顺利进行。如不灌肠排空大便，于分娩期间不断排便，可造成粪便感染，容易发生产后感染。因此，在产程开始后，如果时间允许又没有灌肠禁忌证的话，都应当灌肠，以清除积存在肠管内的粪便，这样做对分娩十分有利。

产时，产妇要注意排尿，一般每2～4小时排尿1次，使膀胱随时呈现空虚状态，以避免胀大的膀胱影响子宫收缩和胎儿先露部分下降。出现排尿困难时，应及时告诉医生，医生要检查有无头盆不称的情况，必要时给予导尿管导尿，但产妇不要因排尿困难而蹲得时间太长，这样容易引发急产。

并非所有的准妈咪都能灌肠，属于下面几种情况不宜进行灌肠。

（1）胎膜早破。灌肠能引起脐带脱垂。

（2）胎儿先露部尚未衔接，胎位不正者，灌肠能引起胎膜早破。

（3）以往有剖宫产史、子宫收缩较强者。

（4）有急产史，估计可在1小时之内即将分娩者。

（5）产妇患有心脏病或产前出血等妊娠并发症者。

（6）有Ⅲ度会阴撕裂或有直肠阴道瘘管的产妇。

什么是过期妊娠

一般孕前月经周期正常的孕妇，如果预产期超过两周以上而未能临产，称为过期妊娠，过期妊娠对胎儿的影响很大。由于过期妊娠，胎儿可能会继续增长，过大的胎儿会使自然分娩的过程变得困难，而且分娩并发症也增加，常常需要剖宫产结束分娩。过期妊娠也常常合并胎盘功能不良、羊水减少及脐带受压迫等现象，使供氧发生障碍，胎儿发生窘迫的可能性增加。

过期妊娠也会给产妇带来危险，容易导致产后大量出血。要避免过期妊娠的发生，准妈咪应该注意以下事项。

（1）从孕 28 周开始自己数胎动，一旦胎动明显减少，如 12 小时胎动少于 20 次，立即去医院就诊。

（2）预产期前后，通过做 B 超检查，了解胎盘的钙化程度及羊水多少，胎盘钙化 3 级以上为胎儿过熟。提示胎儿过期，要引起注意。

如果胎儿胎盘情况尚好，胎儿已经成熟，可于 41 周后进行引产，特别是对于高龄孕妇、患有妊娠高血压综合征、胎儿过大的新妈咪。过期妊娠的准妈咪及家人，应该密切与医生配合，该引产就引产，千万不要坚持等"瓜熟蒂落"。

真假宫缩有哪些不同

分娩前，准妈妈会经历一段宫缩频繁的热身阶段。有的准妈妈感觉自己好像要生了，但去了医院会发现，这只不过是假宫缩。那么，应该如何辨别真假宫缩、这两种宫缩有什么区别呢？

1 如何判断真假宫缩

判断是不是真性宫缩，实际上要观察有没有产程进展，伴随着产程进展的宫缩是真性宫缩，不伴随产程进展的宫缩就是假性宫缩。我们可以通过两个因素去判断。

第一，通过时间性去判断。如果宫缩两三个小时候后，伴随着产程进程，随着时间的迁移，宫缩频度越来越密，强度越来越强，宫颈口会打开，胎先露会下降，就是真性宫缩。

第二，准妈妈如果因宫缩疼痛的不适而休息，医生可以给准妈妈注射一些镇静剂，让她休息。如果打了镇静剂准妈妈能够充分休息的，通常是假性宫缩。如果准妈妈用了强的镇静剂都难以入睡，那么有可能是真性宫缩。

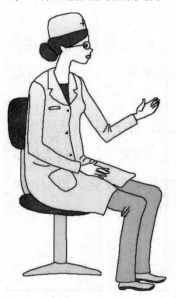

2 真假宫缩的区别

假宫缩——无规律、无周期。在准妈咪分娩前1个月，子宫肌肉较敏感，时不时会出现不规则子宫收缩，持续时间较短，力量弱，或只限于子宫下部。这一症状持续经数小时后又停止，但这种宫缩并不能使子宫颈口张开，也不会造成胎儿的分娩，所以称为假阵缩。假宫缩无规律性，无周期性，也不会有疼痛感。

真宫缩——浪潮般阵阵扩散。真正的分娩来临，子宫收缩是有规则性的。在最开始间隔时间大约是10分钟1次，孕妇会感到腹部阵痛，随后阵痛的持续时间逐渐延长，达到40～60秒。程度也随之加重，间隔时间也缩短，3～5分钟。当子宫收缩出现腹痛时，可感到下腹部很硬。

真宫缩的疼痛如浪潮一般，一阵一阵向下腹扩散，或有腰酸并排便感，这种宫缩是为宝宝出生作准备。当然，这个时候准妈咪只要和医生配合好，利用呼吸操配合宫缩，就能顺利度过分娩关。

羊水早破要及时入院

发生羊水早破时，很多时候产妇常会以为自己是小便尿湿了内裤，并不知道是羊水早破。然而，尽快确定羊水早破是非常重要的，可以避免细菌沿着阴道上行到子宫里感染胎儿，避免发生脐带脱垂等并发症。

当产妇不明确自己究竟是羊水早破还是尿液流出时，可以将特定的化学试纸放入阴道里。如果是羊水早破，流在阴道里的羊水会使橘黄色的试纸变成深绿色。把试纸拿到医院放在显微镜下观察，可以见到羊水中的小脂肪块和胎毛，这时即可确定是羊水早破。

一旦发生羊水早破，产妇及家人不要过于慌张，不知所措的情况下反而容易做出不当举止。为了防止胎儿的脐带脱垂，立即让产妇躺下，并且采取把臀位抬高的体位。产妇在外阴垫上一片干净的卫生巾，注意保持外阴的清洁，不可以再入浴。

只要发生破水，不管产妇是否到预产期，有没有子宫收缩，都必须立即赶往医院就诊。即使在赶往医院的途中，也需要采取臀高的躺卧姿势。

羊水早破并不可怕，准妈妈切不可慌张，应冷静谨慎处理，尽早就医！

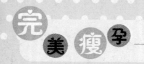

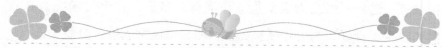

剖宫产和顺产，该怎么选

❋ 顺产的三个产程

如果产妇的骨盆情况良好，胎位正常，胎儿也不太大，只要在不同的产程进行相应的配合，增加分娩时的产力，分娩会比较顺利。初孕的妇女没有生孩子的体会，可能不了解分娩过程是怎样的，因而对分娩怀有神秘感，甚至有畏惧感，但当你了解了分娩的全过程后，这种神秘感和畏惧感就会大大减轻，也可以按产程的规律与医生配合，这对顺利分娩大有益处。胎儿离开母体要经过三个阶段，医学上称为三个产程。这三个产程就是从子宫有节奏的收缩到胎儿胎盘娩出的全部过程，完成这个过程，才算分娩结束。三个产程所需要的时间为：初产妇13~17小时，经产妇6.5~7.5小时。下边就三个产程进行简要介绍。

1 第一产程

所需的时间最长，从出现有规律的子宫收缩开始，直到子宫颈口开全为止。子宫收缩时，产妇一般会感到子宫变硬，小腹或腰部有疼痛和下坠感。由于产妇无法感觉子宫颈口张开的程度，所以需要医生做检查进行判断。在子宫颈口接近开全或开全时，胎膜往往自然破裂，俗称破浆胞，随之有清亮、透明、混有胎脂的羊水流出。

2 第二产程

在这个产程里，产妇要躺在产床上等候，助产人员会帮助分娩。产妇用力的大小和正确与否，都直接关系到胎儿娩出的快慢、胎儿是否缺氧，以及你的会阴部损伤轻重程度。所以，这时产妇要按照助产师的指导，该用力时用力，不该用力时就抓紧时间休息。

这一时期，宫缩痛明显减轻，子宫的收缩力量更强。当出现宫缩时，产妇的双脚要蹬在产床上，两手紧握产床边上的扶手，深吸一口气，然后屏住，像解大便一样向下用力，并向肛门屏气，持续的时间越长越好。如果宫缩还没有消失，就换口气继续同样用力使劲。胎儿顺着产道逐渐下降。这时，子宫收缩越来越紧，每次间隔只有1~2分钟，持续1分钟，胎儿下降很快，迅速从宫颈口进入产道，然后又顺着产道达到阴道口露头，直到全身娩出。在宫缩停止的间歇期里，产妇要放松全身肌肉，抓紧时间休息，切忌大喊大叫或哭闹折腾。当宫缩再次出现时，再重复前面的动作。当胎头即将娩出时，助产人员会提醒产妇不要再用力了。此时，产妇可以松开手中紧握的产床扶手，双手放在胸前，宫缩时张口哈气，宫缩间歇时，稍向肛门方向屏气。这时，助产人员会保护胎头缓慢娩出，同时认真保护产妇的会阴部位，防止严重撕裂。当胎儿娩出的时候，产妇的臀部不要扭动，保持正确的体位。

3 第三产程

这一产程是分娩的结束阶段。宝宝出生后，医生会用夹子夹紧脐带，然后把脐带剪断。再经过一次宫缩，胎盘就会和胎膜一同被挤出产道。胎儿娩出后，子宫体积随之缩小，当子宫再度

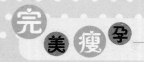

收缩时，胎盘便自子宫壁剥离，并随子宫收缩而排出。如超过30分钟胎盘不下，则应听从医生的安排，由医生帮助娩出胎盘。胎盘娩出意味着整个产程的结束。

✳ 什么是剖宫产

剖宫产是指产妇在分娩时，通过剖开腹壁及子宫，取出胎儿的生产方式，是外科手术的一种。通常，选择剖宫生产是为了避免因阴道生产可能对婴儿或母亲性命及健康造成损害。

1 剖宫产的最佳时间

准妈妈选择剖腹产的最佳时间是孕39周。此时胎儿的身体发育已经成熟，而且遇到阵痛、破水等须紧急剖腹的机会比较少。这期间出生的婴儿与第37周或38周经剖腹产出生的婴儿相比，患各类疾病的风险更小。

美国北卡罗来纳大学等机构的研究人员在最新一期《新英格兰医学杂志》上报告说，他们对13258名孕妇及其婴儿的情况进行了调查研究。其中有35.8%的产妇选择在第37周或38周剖宫产，49.1%的产妇选择在第39周剖宫产。这些孕妇此前均有过一次足月的剖腹产。

2 哪些情况下可以选择剖腹产

（1）胎儿宫内缺氧。

（2）体重超过4千克的巨大儿。

（3）胎儿珍贵。

（4）脐带脱垂。

3 哪些情况需要紧急剖宫产

（1）胎盘早剥。胎盘在宝宝出生前已经开始从子宫壁上剥离了，宝宝不出生就会因缺氧而威胁生命安全。

（2）宫颈停止扩张，或胎儿停止在产道中继续下降刺激宫缩。如果让产程继续下去的各种措施都无效就要赶紧剖宫产。

（3）胎心不正常。胎儿也许受不了引产或接下来的产程，需要剖宫产。

（4）脐带从宫颈脱出来了。此时要立即让胎儿出生，否则脱垂的脐带会阻断宝宝的氧气供给。

❋ 根据个人情况选择分娩方式

选择顺产还是剖宫产，要根据产妇自己的身体状况和胎儿的发育情况，听从医生的意见。

一些孕妇认为，剖宫产可以保持体形，没等到宫缩就想采用剖宫产，其实自然分娩是无可替代的。如果你仅仅是因为惧怕分娩的痛苦而选择剖宫产，也要想到剖宫产对自己和孩子可能产生的不利之处。

因为自然分娩的胎儿经过产道的挤压，有利于其肺部羊水的排除，还可刺激他的血液循环。而剖宫产的胎儿要比自然分娩的胎儿需要更长的时间适应外界的变化。

此外，与自然分娩比较，剖宫产毕竟也是一个手术。既然是手术，对孕妇身体的损害就远远大于自然分娩，并且会影响孕妇产后的哺乳和复原。

社会上有些人认为，剖宫产的孩子聪明。他们的理由是，剖宫产时，胎儿头部不会受到产道的挤压，因此，孩子会更聪明。

其实，孩子是否聪明，与分娩方式没有直接关系。自然分娩是

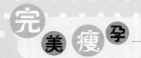

人类再正常不过的事情，只有在胎儿或孕妇出现一些异常问题时，才应采用剖宫产尽快结束妊娠。

❋ 顺产时都要做"侧切"吗？

许多准妈妈对会阴侧切心有余悸，想着万一顺产不行还要挨一刀，还不如干脆选择剖宫产。这是很多女性最后选择剖腹产的原因之一。其实，会阴侧切并不可怕，它是一种常见的辅助分娩措施，有助于孕妇的顺利分娩。

1 侧切到底切哪里

会阴是阴道和肛门之间的部位。平时大概长 2 ~ 3 厘米、厚 5 厘米，分娩时它可以拉伸至长 10 厘米，厚 1 厘米。侧切时，医生会给准妈妈注射局部麻醉药，然后将阴道壁略撑开，将会阴切开。

2 缝合切口痛不痛

宝宝娩出后会缝合切口，很多妈妈在做侧切时没有疼痛感，而缝合时却感觉到痛，是因为麻醉的时间和范围有限。如果宝宝和胎盘娩出顺利，缝合切口还在麻醉药作用范围内，缝合就不会感觉痛；如果娩出不太顺利，耽误的时间较长，缝合时麻醉药的作用已经减弱，就会有很痛的感觉。

3 为什么要侧切

也许你会好奇，既然准妈妈的身体已经为分娩做好了准备，为何还要对产妇实施会阴侧切术呢？

这是因为大多数第一次生产的准妈妈会阴比较紧，肌肉的伸展性也较差。尤其是当胎儿较大、产妇的分娩比较快时，会阴部位可能会发生深度撕裂，甚至还会影响到产后的排尿排便。在这种情况下，通常医生都会建议产妇做会阴侧切，以减少产妇的身体损伤。

4 哪些情况的准妈妈需要接受侧切

（1）准妈妈会阴肌肉弹性不好、阴道口狭小或阴道有炎症、水肿等，急产时会阴未能充分扩张，宝宝头部娩出时可能发生会阴部严重撕裂。

（2）宝宝个头较大，胎位不正，宝宝头部娩出可能受阻。

（3）高龄准妈妈或患有心脏病、妊娠高血压综合征、肝病、高度近视的准妈妈。

（4）宝宝出现宫内窘迫，胎心发生异常变化、羊水浑浊或混有胎便，为了防止胎儿在产道内受到挤压的时间过长，导致宝宝严重窒息或颅内出血。

（5）使用产钳、胎头吸引器助产或足月臀位分娩时。

对于自身条件好、宝宝也配合的准妈妈，是可以不做侧切的。医学研究证明，80%的准妈妈可以避免会阴侧切术，一般不会发生严重的会阴撕裂，但轻度的裂伤不能完全避免。少部分准妈妈的自身条件不太好，或宝宝的状况不良，出于保护准妈妈、尽快让宝宝娩出的目的，侧切还是很有必要的。

✳ 什么是无痛分娩

有关资料显示，分娩带来的疼痛会对胎儿产生不利的影响。当人体感到严重的疼痛时，会释放一种叫儿茶酚胺的物质，这种物质对产妇和胎儿都会产生不利的影响。儿茶酚胺的增多，会减弱子宫收缩的协同性，不协调的宫缩会使宫颈的扩张速度减慢，新生儿的

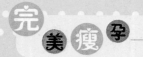

血液和氧气供应都可能受到影响。

产妇需要了解的是，无痛分娩是没有疼痛的分娩。确切地说，无痛分娩的无痛也不是绝对"无痛"，只是使用一些镇痛的方法，让疼痛减轻，让产妇变得容易忍受。产程中镇痛的主要方法有以下几种。

1 精神无痛分娩法

给产妇及家属讲解有关妊娠和分娩的知识，使她们对分娩中所发生的阵缩痛有所理解，对分娩的安全性有信心，这可使产妇消除恐惧、焦虑的心理，分娩时产生强有力的宫缩，有助于产程的顺利进展。指导产妇在宫缩增强以后，做缓慢的深呼吸，以减轻阵缩时的疼痛感觉。

2 药物镇痛

药物镇痛可起到镇静、安眠、减轻惧怕及焦急心理的作用。临床中常用的镇痛药物有安定、哌替啶等药物，但不可大量使用，尤其是胎儿临近娩出前3~4小时内，以免影响宫缩和抑制新生儿呼吸。

3 使用镇痛分娩仪

当产妇出现规律性宫缩后，可使用镇痛分娩仪，临床中已收到良好效果。

4 硬膜外阻滞镇痛

这是目前各大医院运用最广泛，效果比较理想的一种。它可以阻断分娩的妈咪的感觉神经，但不影响其子宫收缩及运动神经，而且，分娩的妈咪头脑清醒，能积极配合参与整个分娩过程。

5 笑气镇痛

笑气即"氧化亚氮"，是一种吸入性麻醉剂。分娩的新妈咪可开始自控吸入笑气，不需要特殊设备，也不需要麻醉医生的帮助。笑气镇痛效果比较好，也不影响分娩过程，又能使分娩的妈咪保持清醒状态，可以很好地配合医生，还能缩短产程。

6　其他镇痛方法

孕期应加强对肌肉、韧带和关节的锻炼，放松思想，培养松弛的精神状态，创造良好的分娩环境，亦可在分娩时身体浸在水中，这些方法都可减轻分娩时的疼痛。

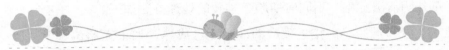

分娩意外巧处理

常见的三种分娩意外

产妇在分娩的过程中，由于个人身体素质存在差异，在分娩过程中常会出现一些意外的状况，无论这些意外是否会影响分娩，都会给产妇带来很大的压力，如果不及时处理甚至会出现严重的后果。因此，为以防万一，产妇应该了解一些分娩过程中会出现的意外，这样才能多加防范，做好心理准备，以轻松的心情来迎接小宝贝的到来。

1　胎膜早破

临产前胎膜破裂称为胎膜早破，是常见的分娩并发症。因为胎膜破裂后子宫内部就与外界直接相通了，外部细菌可以经阴道上行感染，有可能出现宫内炎症。医学上将胎膜早破分为两种情

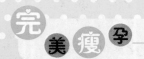

况，一种是还没有到 37 周时胎膜突然破裂，这往往是因为有感染增加了胎膜的脆性，造成早破水，这时孩子还没有足月，需要保胎。还有一种情况就是 37 周后胎膜早破，这往往是因为胎位不正，前羊水囊受力不均造成破水，此时就需要及时引产，尽早结束妊娠。

应对方法：胎膜早破者，必须立即住院，卧床休息，如胎头高浮或臀位、横位，应抬高床尾，以防脐带脱垂；要严密观察羊水性状及胎心情况，防止胎儿窘迫的发生；羊膜破裂最重要的是预防感染，破膜超过 12 小时后，应该酌情给予抗生素预防感染。还应该注意外阴清洁卫生。不同时期胎膜早破的处理方法如下。

（1）胎膜早破接近预产期，胎儿已成熟，如果无胎位异常、骨盆狭窄、脐带脱垂，而胎儿先露部较低者，多不影响产程进展，可自然经阴道分娩。

（2）破膜 12 小时尚未临产者，如果无胎位不正及头盆不称，可在抗感染的情况下进行引产。如果感染情况不能完全排除，胎位不正，有胎儿窘迫等情况存在，应该立即剖宫产，手术后应给予广谱有效抗生素预防感染。

（3）胎膜破裂距预产期尚远，胎儿不成熟，孕妇迫切要求保胎者，医生应在排除感染的情况下行保胎治疗，并积极促胎肺成熟。应严密观察孕妇的体温、脉搏，子宫有无压痛，流出的羊水有无臭味，胎心胎动的变化，并给予对胎儿无害的抗生素如青霉素类药物治疗。保持外阴清洁，避免不必要的肛查或阴道检查。一旦发现胎心不规律，或有感染的可能，应立即终止妊娠。

2 羊水混浊

羊水是胎儿的生命之水，在妊娠初期它是透明、无色的，进入妊娠晚期变成乳白色。当胎儿宫内缺氧时可以造成肠部蠕动亢进，排出胎便，进入羊水，使羊水污染，因此羊水的性状直接反应胎儿在宫腔是否有缺氧和是否安全。胎儿缺氧越严重，羊水颜色越深，轻度缺氧时羊水是淡黄色的，重度缺氧时羊水就是黏稠深绿色的。以上说的统称为羊水浑浊。

应对方法：缺氧会导致胎儿窘迫，在产程中医生会根据羊水的性状，了解胎儿在宫内的安危。因此可以通过胎心监护仪监测胎儿的心率变化，并根据胎儿羊水的性状，污染程度，决定分娩时机。如果宫口开大，短时间可以分娩，医生就会促进宫缩，必要时采取胎头吸引或产钳助产。如果羊水重度污染，胎儿严重缺氧，医生会果断决定剖宫产，使胎儿以最短的时间迅速脱离恶劣的环境。

3 产中及产后大出血

胎儿娩出后 24 小时内，阴道出血量超过 400 毫升时为产后大出血。这是造成产妇死亡的重要原因之一，发生率占分娩总数的 1%～2%，一般多发生在产后 2 小时以内，如在短时间内大量失血使产妇抵抗力降低，就容易导致产褥感染，休克时间过长还可因脑垂体缺血坏死而出现综合征，即产后大出血后遗症。因此，产妇要和医生协作，互相配合，以预防产后大出血的发生。

应对方法：产妇必须做好产前检查，对有产后出血史，患有出血倾向疾病如血液病、肝炎等，以及有过多次刮宫史的产妇，应提前入院待产，查好血型，备好血，以防在分娩时发生万一。产后出血有时候很难预先估计，往往突然发生，所以做好保健很重要：如子宫收缩无力引起出血，应立即按摩子宫，促进子宫很快收缩或压迫腹主动脉，以减轻出血量。

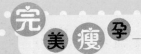

❋ 出现难产如何应对

难产，医学术语称为异常分娩。发生难产的原因很多，但不外乎产力、产道、胎宝宝这三个因素中任何一个或一个以上的因素异常，使分娩的进程受阻，而发生难产。

难产对母亲及胎儿的罹病率及病死率均有影响。孕妇难产泛指在分娩过程中出现某些情况，导致婴儿本身产生问题，或因母亲骨盆腔狭窄、子宫或阴道结构异常、子宫收缩无力或异常所导致。

分娩时久产不下，对母婴健康危害甚大。因此，要做好产前检查。如发现异常，应及时纠正和处理，是预防难产发生的重要措施。最有效的方法是按规定到正规的医院进行产前检查，在妊娠晚期还要做骨盆的测量，以便使医生对母婴情况进行全面的了解。一般在预产期前两周左右，医生就要对产妇的分娩方式做出鉴定，并事先告知产妇本人，让其知道是可以自然分娩或需要试产，如果只能选择剖宫产也会告诉准妈妈，以便做好思想和物质上的准备。

❋ 小心"如厕"时分娩

"洗手间产子"的新闻相信大多数准妈妈都有耳闻，也许你会觉得有些夸张，难道生孩子那么容易？其实，如果是孕晚期，如厕时"顺便"生出宝宝来也不是不可能。对于即将分娩的妈妈，虽然不用过于担心会出现如此"囧"事，但也不能不在意。

1 尽量选择坐便器

准妈妈容易发生便秘，如果是蹲的时间太长，会影响到胎儿在腹中的体位，极有可能造成宫内缺氧。所以，准妈妈应尽量选择坐便，如果实在没有选择，则要注意以下几点。

（1）以半蹲的姿势用力。将腿分大点，两脚按八字分开，为肚子腾在一个合适的方位，这样会舒服一点。

（2）蹲的时间不宜过长，准妈妈在便秘的情况下，可以蹲一会儿以后稍微直起身来，调整一下姿势再继续。

（3）选择支撑物缓解腿部压力。可以放一把半身高的椅子在面前，上半身趴在椅子上作为支撑，减少双腿的支撑力度。

（4）如果准妈妈出现体力不支，可以借助折叠式的坐便椅，活动性比较强，干净卫生，也比较便携。

2 便秘时，用力要"悠着点"

肠道与产道互虽然不干扰，但便秘时用力过猛的收缩会引起子宫收缩，所以便秘严重的准妈妈确实需要考虑这个问题。最好对日常饮食进行调理，多吃高纤维的蔬菜和水果，预防便秘，同时，如厕时尽量有家人陪同在外，一旦发现紧急情况可以及时处理。

3 按自己的如厕习惯来

每个人的如厕习惯不一样，有的准妈妈习惯蹲坑，有的习惯坐便，如果是从小习惯蹲坑的，突然用坐便可能会不习惯，甚至导致便秘。同样，如果一直习惯用马桶的，蹲坑也容易累，时间久了还容易脚部发麻。另外，准妈妈外出如厕的时候，则应尽量选择使用蹲坑位，避免臀部与马桶的接触，降低皮肤感染的风险。

❋ 发生急产别慌张

从有产痛到完成分娩，只要少于 3 小时就称为"急产"。医学上对急产的界定则为：初产妇，每小时子宫颈扩张的速度大于 5 厘米；

经产妇，每小时子宫颈扩张速度大于 10 厘米。全面二胎开放以后，很多家庭都跃跃欲试打算生二胎，对于头胎是顺产的妈咪来说，二胎晚期要注意防范急产。

一般正常的状况下，产妇分娩需要第一、第二、第三产程。在第二产程的时候，子宫口完全打开，胎膜破裂，羊水流出，由于胎头下降，压迫直肠，产妇因此有排便感。此时，宝宝马上就要娩出了。尽管产程时间是因人而异的，但初产妇在这个产程时，一般也需要 1~2 小时，经产妇会很快（几分钟到十几分钟）。整个分娩全程，从腹痛开始到生产结束，不应少于 3 小时。不足这个时间的，就属于急产。

引起急产的原因有很多。例如，早产，孕 29~36 周，多见于 18 岁以下或 40 岁以上的孕妇；孕妇患有贫血、甲亢、高血压等疾病；有胎儿过小、双胎、胎位不正、胎盘异常等情况。

1 急产的应对

准妈咪一旦在家发生急产，首先不要惊慌，要立即拨打急救电话，简要介绍情况，请他们迅速赶来救助。然后让孕妇迅速半躺在床上，脱掉下身衣物，在床上和地上铺上干净的厚棉被，以防宝宝出生时滑落摔伤。为避免胎头太快冲出来，导致产道和会阴严重裂伤，家人可尝试一手拿干净小毛巾压住会阴，另一手挡着胎头并稍微向上引导，让他能够慢慢地挤出阴道口。

接着胎盘自动娩出，伴随强烈宫缩，产妇可自行按摩缩小到肚脐下的子宫，通常就不会再有太多出血。

2 急产宝宝的护理

（1）保护婴儿。要注意婴儿身体表面沾有胎脂和羊水，相当滑，分娩时避免婴儿头部碰撞或滑落到地上。

（2）断脐。最简单的方法是将脐带对折，用橡皮筋或绳子绑紧阻断血流，以免婴儿血液回流到母体。

（3）保持呼吸顺畅。先把婴儿脸上的血渍擦拭干净后，放置成头低脚高的姿势，轻拍脚底或按摩脊背，有助于排出口鼻内的羊水，并且刺激他哭出声音。

（4）保温。胎宝宝一离开母体，马上承受环境温度急剧下降的变化，擦干后用大毛巾和包被覆盖身体，抱在怀中。然后等待医生的救护。

要注意的两点是，本应响亮出声的新生儿不哭时，要擦净身体，清理口腔后，用手掌试着轻轻摩擦他的背和胸。当母体出血过多时，要把脚抬高，躺在被上。

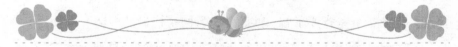

准爸爸可以做的准备

❈ 准爸爸应配合医生做临产检查

住院之初，准爸爸要尽可能地配合做好医生的临产检查，包括以下几项。

（1）宫缩的开始时间，持续时间和间隔时间。

（2）"见红"的情况，流血的时间、量、颜色等状况。

（3）有无破水的状况，破水的发生时间、羊水颜色、变化等。

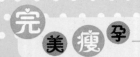

（4）孕妇的自我感觉，有无头痛、呕吐、心悸、气喘等症状。

（5）曾经患过的病症，如有无高血压、有无出血，有无肝功能异常等。

分娩开始后，准爸爸扮演着很重要的角色，要为妻子准备好第一产程中需要的食物、饮水等，还要及时给予产妇精神上的鼓励与支持，即使产妇因为宫缩疼痛难耐而脾气暴躁，准爸爸也一定要宽容、忍耐。

❋ 准爸爸陪伴分娩时该做些什么

陪伴分娩是指产妇待产时有丈夫和亲属或助产士等陪同，给予精神上的鼓励，心理上的安慰，体力上的支持，帮助产妇消除恐惧、焦虑、紧张和孤独感，使分娩过程更加顺利。通常都是准爸爸陪伴分娩，但是很多男性因为不知道陪伴分娩时该做些什么，反而给医生和产妇添乱。因此，准爸爸要了解一些陪伴分娩时可以做的事情。

（1）在陪伴中尽量少和产妇说话，多利用触摸的技巧便可。尤其分娩进入活跃期，产妇常在两次宫缩间闭眼休息，等宫缩再次袭来时，产妇常惊醒，睁眼看到床边的丈夫陪伴往往会很快安下心来。当妻子每次出现阵痛时，丈夫应多触摸妻子的脸部、手部，并以握手方法给妻子信心和力量，此时作为妻子一睁眼就已感觉到丈夫就在自己身边，增加了安全感。

（2）随着产程进展，宫缩越来越强，产妇在强烈的阵痛袭击下，常常失去自我控制力，显得相当的以自我为中心，易怒，可能会拒绝被碰触等。产妇这些行为表现都是自然而正常的。丈夫应给予理解，除握住妻子的手外，还可给妻拍拍肩膀，擦擦额头上的汗珠，按摩其下背部或以温和、坚定的语气来指导她"呼、吸"或"用力"等。

（3）陪伴分娩的丈夫如果缺乏对分娩的正确的理解和认识，随着妻子产程的进展，可能会出现比产妇更焦虑、恐惧和急躁的表现。这种表现会使产妇更加不安，心理负担加重，反而影响了正常的分娩进展。如果是这样的，丈夫最好暂时离开产房，由助产士陪伴更好。

丈夫陪伴妻子分娩算是一件"大难事"，但这是一生中妻子最需要丈夫的时候，再难也要好好表现自己。

❋ 陪产的正确方式

1 准爸爸站位有讲究

准爸爸最好站在不妨碍医护人员行动的一侧比较好，比如产妇的左侧。产妇在分娩时看不见胎儿娩出的情况，而且大多都处于筋疲力尽的状态，因此准爸爸可以尝试对产妇说一些鼓励性的话语，比如："我看到宝宝的头了""还差一点点""握着我的手！再来一次。"

2 坚持小范围的按摩

准爸爸在陪产时可以适当按摩产妇的手和脚，即使是小范围的按摩，都对产妇的情绪起到很好的安抚作用。

3 辅导产妇用力

咬紧牙根和将脸痛苦地揪成一团的分娩毫无用处，因此准爸爸这个"贴身教练"一定要辅导产妇正确地应对阵痛，让她睁开眼睛看肚脐，收缩下巴，将嘴巴紧闭，而依靠腰背部下坠和脚跟踩踏的力量将胎儿娩出。准爸爸不妨轻拍准妈妈的手臂和肩膀，

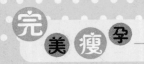
让她尽量在阵痛间隙放松，然后伴随下次宫缩，手握产床旁边的把杆，将力量会到下半身。

4 帮助产妇补充水分

在娩出过程中，产妇大汗淋漓，消耗了相当大的体力，准爸爸不妨用棉花棒蘸上开水，擦拭在产妇的双唇上，以补充水分。

5 提醒产妇保持正确的呼吸方式

这一阶段准爸爸要提醒准妈妈正确的呼吸方式，大口吸气后憋气，往下用力，吐气后再憋气，用力直到宫缩结束；而当胎头娩出2/3或产妇有强烈的便意感时，要哈气，即嘴巴张开，全身放松，像喘息般急促呼吸，切不要用力过猛，使会阴严重裂伤。

※ 准爸爸不必强迫自己陪产

在分娩的阵痛中，如果有丈夫在身边陪产会让孕妇更安心。能亲手为自己的小宝宝剪断脐带，似乎是表达父爱的一种很时尚的方式。但心理学家指出，这样做很可能会影响男性的心理，为以后的夫妻生活设下障碍。因为自然分娩时可能出现很多未知的情况，产妇也许会有激烈的尖叫、大小便失禁、出血不止等症状。这会让大多数准爸爸无法保持淡定，意志不够坚定的准爸爸可能无法完成安慰妻子的任务。还有的研究表示，不少患有产后抑郁症的男性都曾有过陪产经历。

陪产是可以的，但是如果准爸爸不愿意就不要勉强。因为，他也有他自己的心理承受力，这种感觉有时用语言是无法表达清楚的。即使想陪产的丈夫也要在产前先进行一些相关知识的培训，做好充足的心理准备，适当的时候要学会回避。

第六章

坐月子：吃好月子餐，养出好身体

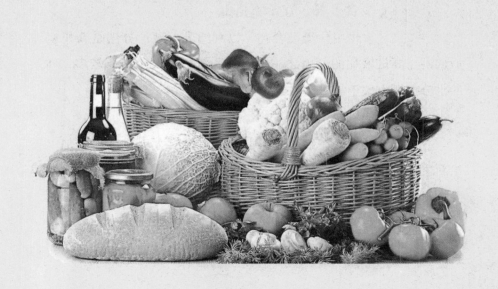

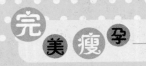

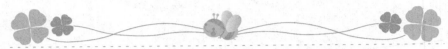

吃好产后第一餐

❋ 不必大费周章，饮食清淡最适宜

新妈妈在分娩后的最初几天里会感觉身体虚弱、胃口比较差。如果这时强行吃一些油腻的"补食"只会让胃口更加差，完全起不到"进补"的效果。在产后的第一周里，产妇可以吃些清淡的荤食，如肉片、肉末等。也可以将瘦牛肉、鸡肉、鱼等，配上时鲜蔬菜一起炒，注意做到口味清爽。也可以吃一些易消化、营养丰富的流质食物，如糖水煮荷包蛋、蒸蛋羹、冲蛋花汤、藕粉等都是很好的选择。除此之外，产妇在饮食方面还要注意以下几点。

1 **少食多餐，宜荤素搭配**

多食用些汤类食物，以利哺乳。乳汁分泌是新妈妈产后水的需要量增加的原因之一。此外，新妈妈大多出汗较多，体表的水分挥发也大于平时，因此要多喝汤、粥等。

2 **适当补充体内的水分**

新妈妈在生产过程中及产后都会大量排汗，再加上要给新生的小宝宝哺乳，而乳汁中88％的成分都是水，因此，新妈妈要大量地补充水分，喝汤是既补充营养又补充水分的好办法。

3 **食物要松软、易消化**

很多新妈妈产后会出现牙齿松动的情况，过硬的食物一方面对牙齿不好，另一方面也不利于消化吸收。因此，新妈妈的饭要煮得软一些，坚硬的、带壳的食物最好别吃。

产后营养摄入原则

产妇经过怀孕和分娩，体力消耗大，产后需要足够的营养来恢复身体健康。现今提倡母乳喂养，给婴儿喂奶更增加了对各种营养物质的需求，这些营养物质都要从饮食中摄取。

1 热量

哺乳产妇需要的热量每日约 12 552 千焦，与正常妇女需 9204.8 千焦，妊娠后期孕妇需要 10 460 千焦相比，热量需要增加较多。

2 蛋白质

蛋白质每日需要 95 克，较正常妇女多 20～30 克，较孕妇多 10 克，产妇每日分泌乳汁为 1000～1500 毫升，每 100 毫升人乳中含蛋白质约 2 克，所以膳食中要供应充足的蛋白质，特别是动物蛋白、鸡蛋、瘦肉、鸡、鱼、乳制品等富含动物蛋白，豆制品、花生、核桃植物蛋白丰富，互相搭配得当，才能满足人体对多种氨基酸的要求。

3 脂肪

妊娠期体内存贮脂肪约 4000 克供哺乳用。产褥期活动少，不必额外补充脂肪。

4 糖类

谷类富含糖类，是热能的主要来源，每日主食约 500 克能满足需要。

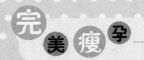

5 矿物质及维生素

矿物质和维生素是人体不可缺少的营养成分。每日需要钙 2000 毫克，铁 18 毫克，维生素 A 8900 国际单位，维生素 D 400 国际单位，除维生素 A 需要量增加较少外，其余各种维生素需要量均较非孕时增加 1 倍以上。

❋ 对产妇有益的 6 种食物

传统的产后滋补品一般有红糖、小米粥、大枣、鸡蛋、芝麻等。汤类是促进乳汁分泌的不可缺少的食物，如排骨汤、牛肉汤、鸡汤、阿胶瘦肉汤、大枣木耳汤、枸杞鲫鱼汤、花生当归猪蹄汤等。正确饮食可以帮助新妈妈迅速恢复精力，让虚弱的身体变得强壮起来。下面介绍的这 6 种食物同样对新妈妈的身体恢复有好处。

1 山楂

可促进子宫收缩，加速子宫的恢复。而子宫收缩也会使子宫的血管收缩，起到止血的作用，对产后出血和产后恶露不尽的恢复有重要意义。

2 桂圆

又称龙眼，是古往今来产后滋补药中的佳品。可针对产后气血不足导致的体弱、乏力、食欲缺乏、失眠等进行补益，促进产后恢复。如桂圆大枣粥等。

3 鲤鱼

可促进子宫收缩，帮助去除瘀血。鲤鱼还有利尿、消肿和催乳的作用，可用于产妇产后水肿。

4 牛奶

牛奶中含有丰富的蛋白质、钙、维生素 A、维生素 D，

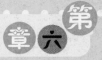

且易被人体吸收利用，有助于产妇健康的恢复以及乳汁分泌。产妇每日饮用牛奶250~500毫升为宜。

5 芝麻

富含蛋白质、铁、钙、磷等营养成分，滋补身体，多吃可预防产后钙质流失及便秘，非常适合产妇食用。选用黑芝麻要比白芝麻更好。

6 肉汤

肉汤味道鲜美，能增进食欲，且汤水多，可使乳汁分泌增多。牛肉汤、排骨汤、公鸡汤都可选用。最好用肉汤做面汤、蛋汤，这样营养更全面、丰富。

❋ 5 种高营养、低热量的蔬菜

产妇在产褥期的食物应该多种多样，除多吃些肉、蛋、鱼等食品外，还要多吃一些蔬菜。据研究发现，产妇最好多吃以下蔬菜，这些食物有助于母子健康。

1 黄豆芽

黄豆芽中蛋白质、维生素C、纤维素等成分含量丰富。蛋白质是构成细胞生长的主要原料，能修复生孩子时损伤的组织。维生素C能增加血管壁的弹性和韧性，防止产后出血。纤维素有润肠通便的作用，能防止产妇便秘的发生。

2 海带

海带中含有丰富的矿物质，尤其是碘和铁含量丰富。碘是合成甲状腺素的主要原料，铁是制造血细胞的主要原料。产妇多吃这种蔬菜，能增加乳汁中碘和铁的含量，有利于新生儿的生长

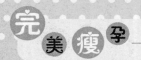

发育，可以有效防止呆小症的发生。

3 莲藕

莲藕营养丰富，清淡爽口，含有丰富的淀粉、维生素和矿物质，可健脾益胃，润燥养阴，行血化瘀，清热生乳，是祛瘀生新的佳蔬良药。产妇多吃莲藕，能及早清除腹内积存的瘀血，增进食欲，帮助消化，促使乳汁分泌，有利于对新生儿的喂养。

4 莴笋

莴笋是春季的主要蔬菜之一，营养丰富，尤其富含钙、磷、铁，能助长骨骼，坚固牙齿，可清热、利尿、活血、通乳，尤其适合产后少尿及无乳的产妇食用。

5 黄花菜

黄花菜营养丰富，味道鲜美，含有蛋白质、磷、铁、维生素 A、维生素 C，可消肿、利尿、解热、止痛、补血、健脑。产褥期产妇容易腹部疼痛、小便不利、面色苍白、睡眠不安，可以多吃黄花菜，对减缓以上症状有很好的帮助。

❋ 产后三个饮食禁区

1 忌食寒凉生冷食物

产后身体气血亏虚，应多食用温补食物，以利于气血恢复。若产后进食生冷或寒凉食物，会不利于气血的充实，容易导致脾胃消化吸收功能障碍，并且不利于恶露的排出和瘀血的去除。

2 忌食辛辣刺激性食物

食用辛辣食品，如辣椒，容易伤津、耗气、损血，加重气血虚弱，并容易导致便秘，进入乳汁后对婴儿也不利。而且孕妇产后气血虚弱，若进食辛辣发散类食物，如辣椒，可致发汗，不仅耗气，还易伤津损血，加重产后气血虚弱，甚至发生病症。刺激性食品，如浓茶、咖啡、酒精，会影响睡眠及肠胃功能，对婴儿也不利。

3 忌食过咸食品

过咸的食物，如腌制品，其含盐分多，盐中的钠可引起水潴留，严重时会造成水肿。但也不可忌盐，因产后尿多、汗多，所以排出的盐分也增多，需要补充一定量的盐来维持水电解质的平衡。

✳ 根据体质进补

1 寒性体质产妇

这类新妈妈往往面色苍白、怕冷、口淡不渴、大便稀软、尿频尿量多，而且色清，舌苔白，容易感冒。应该要吃比较温补的食物，如麻油鸡、烧酒鸡、四物鸡或十全大补汤，原则上不能太过油腻，以免引起腹泻。

2 热性体质产妇

面红目赤、怕热、四肢或手心发热，口干或口苦，大便干硬或便秘，尿量少而且色黄味臭，皮肤容易长痔疮等。这类型的产妇进补时，不宜过多地食用麻油鸡。煮麻油鸡时，姜和麻油的用量要减少，酒量也要减少。可多吃山药鸡，黑糯米、鱼汤、排骨汤等。蔬菜类可选用丝瓜、冬瓜、莲藕等，或者吃青菜豆腐汤，以降低火气。腰酸的产妇可以用炒杜仲25克，煮猪腰汤吃。

3 中性体质产妇

不热不寒，不会特别口干。可以采用食补和药补交叉

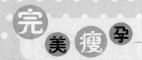
食用，没有什么需要特别注意的。如果进补了之后口干、口苦或长痘痘，就停一下补药，吃一些降火的蔬菜。

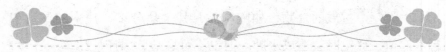

催乳汤要喝，但不能盲目喝

✳ 催乳汤喝太快，当心得不偿失

想让新出生的宝宝早些吃上母乳，这样的心情可以理解，但产后马上就喝催奶汤的做法是不对的。在生完孩子3天内，乳腺管还没有通。如果产妇在这时喝下了催奶汤，那么奶会下得急，但因为乳腺管没通，所以奶根本出不来，这样就会出现"上通下堵"的情况。

如果奶催得太急，而宝宝吸吮的又不够，就会使产妇的奶水淤积在乳房中，造成产妇的乳房肿胀、疼痛，严重的还会引发产妇高烧、乳房化脓，进而演变成乳腺炎。这样产妇会很痛苦，给孩子喂奶根本不可能了。

专家认为，只要产妇的乳房过了充血期，这个时间大约两天，根据产妇体质差异，一般三五天以后，就可以喝催奶汤了。这时，产妇的身体开始逐渐分泌催产素促使产妇子宫恢复，同时也会分泌催乳素促使乳汁产生。此时，乳腺管开始逐渐通畅，产妇再喝汤，产生的乳汁就不会堵住乳腺管了，通过孩子的吸吮，就可以把最有营养的初乳带给孩子。

❋ 产后进补要按时间来

妈妈们在坐月子期间应注意按顺序缓补。许多女性产后为了催奶、补充体力，会喝许多大补的汤水。其实，进补是一件需要谨慎对待的事情。产后不应马上进补如猪蹄汤、参鸡汤等营养高汤，因为此时初生婴儿吃得较少，如果再服催奶之品，反而会导致乳汁分泌不畅。因此，只需在正常饮食基础上适量增加汤汁即可，三天后再加喝滋补汤。在熬炖时，应撇去汤中浮油，既能避免引起婴儿肠胃不适，也有助于产妇保持身材。

煲汤时尽量少加补药。一般情况下，炖汤讲究药食同源，但药的数量和种类不能过多，也不主张多用参芪当归之类的补剂。相对而言，用桂圆、栗子、蘑菇等煲汤更合适，由于产后失血多、体力消耗大，可多吃一些补血活血、补气健脾的食品，如红糖、阿胶枣、枸杞、山药等。如果出现身体虚弱，手脚冰冷的状况，则可加以进补，一来可以缓解妈妈们精神不佳，产后虚弱的情况，二来可以增强营养哺乳宝宝，下面就来了解一下产后第一个月的进补安排。

产后第一周：补品以喝"生化汤"与"四物汤"为主，一天约服用一帖，目的是为了帮助产妇"生新化瘀"，"生化汤"帮助产妇顺利排出生产完后的恶露，"四物汤"则能补血。

另外，刚生产完，膀胱因为受到子宫扩张的影响，尚未回复到正常位置，因此，当产妇口渴想喝水时，尽量能以少量多次的方式，不要一次摄取太多的水分，避免加重膀胱的负担；另外，饮食也最好避免太咸。

产后第二周：则可以陆续进补，以当归汤、八珍汤为主。主要是为了帮助产妇将恶露排除干净，同时为产妇补血、补气，使生产时耗伤及损伤的大量气血得以快速恢复。

产后第三周：产妇可服用"杜仲"炖煮的补品，例如杜仲腰花等等。主要是补肝肾，因为生产过程中，产妇流失大量的骨质与钙质，而中医观点中，"肝主筋，肾主骨"，因此，这些补肾壮筋骨的药材，可增强肾气、强化筋骨，减少产后腰酸背痛，以及各类酸痛的持续时间，所以，坐月子若坐得好、服用得当，甚至有预防疾病的作用。

产后第四周：产妇可以服用"十全大补汤"。十全的意义，就是补血、补气以及补肝肾，将生产过程失去的一次全部补回来。在坐月子期间，最好的食补就是"麻油鸡"。因为麻油富含蛋白质，更有活血化瘀的功效，因此，在坐月子期间，产妇可以适时吃些"麻油鸡"，能够补充一些营养。但是医师建议，2~3天吃1只鸡就可以，不需要长时间甚至天天吃，否则不仅产妇会害怕吃鸡，也会因营养过剩而发胖。

✳ 姜汤暖身，但不宜多用

民间关于产后喝姜汁、吃猪蹄姜醋的习惯，似乎早已是"约定俗成"。姜醋、姜汁、生姜炒菜炒饭、生姜煮汤、姜水洗澡洗头等，月子里可谓"无姜不欢"。中医认为，生姜性温热、辛，可疏风解表、散寒，促进恶露排出。但由于姜是辛温之物，可促进血液循环，过多进食反而会增加血性恶露，使恶露排之不尽，影响子宫内膜修复，造成产后体弱，甚至引起贫血。所以，产后进食姜或姜制品应适时、适量、适度。所谓适时，即指当恶露颜色转为淡黄或白色时，才是进食姜或姜制品的理想时机；适量是指隔天小半碗姜汤或一碗姜醋即可，同时强调不宜饮用浓姜汁。适度是指饮用时间不宜太长，一般持续10天左右就好。如果期间出现恶露突然增多或颜色转为鲜红，应酌情减量，或者暂停服用。

产后身体虚寒，适当吃些补益食品未尝不可。对于补身食物的选择，原则是在营养均衡、充足的基础上，适当选用一些具有滋补功效的药食两用食品，如生姜、红糖、芝麻、羊肉、黄鳝等温性食物，但以上所选，均应讲究时机和进食量，否则会适得其反。至于当归、鹿茸、人参等补气补血的补品是否能吃，什么时候吃，宜根据个人体质，在医生指导下服用。

汤品热量高，不能照单全收

产妇分娩后身体消耗大，并且还要给新生宝宝哺乳，此时若多进食些汤汁类食物，这对于产妇来说，既可补充营养，又可增加乳汁的分泌，比如猪蹄汤、瘦肉汤、鲜鱼汤、鸡汤等汤食，不仅味道鲜美，而且都含有丰富的水溶性营养成分，很利于人体吸收，提高乳汁分泌的作用，可以说是最佳的营养品了。

但产妇喝肉汤应当根据其具体情况和希望达到的目的合理选择。如果产后乳汁迟迟不下或下得很少，应及早喝肉汤，以促使下乳，反之应迟些再喝，否则分泌乳汁过多，甚至可造成乳汁淤滞。

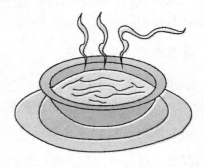

喝肉汤要适量，虽然喝肉汤对身体有很多好处，但并不等于多多益善，肉汤过浓或大量摄入，都可使血液中脂肪的含量增高，从而使乳汁中的脂肪含量增多，这样的乳汁婴儿不易吸收，而且往往会引起新生儿腹泻。所以，产妇喝肉汤应适度、适量、适时，切记过犹不及。

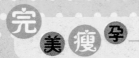

❋ 关于母鸡汤催乳的误区

民间常有给产妇喝母鸡汤的习惯。从中医上来说，母鸡肉补阴，适合产妇和年老体弱、久病体虚的人食用。从口感上来说，老母鸡的生长周期长，所以煮出来的鸡汤味道比嫩鸡仔更鲜美浓香。

但是，月子里的产妇是不能喝老母鸡汤的，因为老母鸡汤不仅不能催奶，还会造成回奶的效果。产妇之所以会分泌乳汁是因为体内孕激素和雌激素降低，催乳素才能发挥作用促进乳汁分泌，而母鸡的卵巢和蛋衣中含有一定量的雌激素，如果喝了老母鸡汤，产妇体内的雌激素增多，就会抑制催乳素的分泌，乳汁分泌就会变少甚至会造成回奶。所以月子里的妈妈最好不要喝老母鸡汤。

既然不能喝老母鸡汤催奶，那喝公鸡汤能催奶吗？答案是可以的。公鸡除了有温补的作用外，还有催奶的功效。公鸡体内含有的雄激素有对抗雌激素的作用，所以新妈妈们产后一周内可以喝一碗清炖公鸡汤，能够抑制体内雌性激素的产生，增加乳汁的分泌。而且公鸡脂肪少，炖出来的汤也是清淡、有营养的，不仅不会让妈妈营养过度，对产后恢复身材有帮助，也能避免宝宝吸收乳汁里过多的脂肪而消化不良。

但要注意的是，如果产妇乳房胀但就是一直没奶，或者乳头无法分泌奶水时，千万别再喝公鸡汤或者其他下奶汤，很容易造成乳腺炎，最好查清楚无乳的原因再对症下药。

❋ 母乳不足，该怎么喝催乳汤

一般来说，宝宝生下来以后，刚开始两三天内妈妈的乳汁比较黏稠、略带黄色，这就是初乳。初乳能使婴儿体内产生免疫球蛋白

A，从而保护婴儿免受细菌的侵害。初乳的分泌量不是很多，加之婴儿此时尚不会吮吸，所以看起来好像是无乳，新妈妈不要着急，可以试着让婴儿反复吮吸，就能正常哺乳了。

民间常在分娩后的第三天开始给产妇喝鲫鱼汤、猪蹄汤等，这是有一定道理的。若是身体健康，初乳分泌量较多的产妇，可适当推迟喝汤时间，喝的量也可相对减少，以免乳房过度充盈淤积而不适。如产妇各方面情况都比较差，就吃早些，吃的量也多些，但也要根据"耐受力"而定，以免增加胃肠的负担而出现消化不良，走向另一个极端。

这里给母乳不足的妈妈推荐几款催乳汤。

1 丝瓜鲫鱼汤

活鲫鱼500克，洗净、背上剖十字花刀。两面略煎后，烹黄酒，加清水、姜、葱等，小火焖炖20分钟。丝瓜200克，洗净切片，投入鱼汤，旺火煮至汤呈乳白色后加盐，3分钟后即可起锅。具益气健脾、清热解毒、通调乳汁之功。如根据口味和习惯，将丝瓜换成豆芽或通草，效果亦相仿。

2 清炖乌骨鸡

乌骨鸡1只，洗净切小块，放入炖盅内，放入适量的葱、姜、盐，党参15克、黄芪25克、枸杞15克，清炖20分钟即可。主治产后虚弱，乳汁不足。

3 芪肝汤

猪肝500克，切片洗净，加黄芪60克，放水适量同煮。烧沸后加黄酒、盐等调料，用小火煮30分钟。适宜气血不足之少乳者。

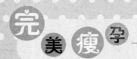

4 花生炖猪爪

猪脚 2 个，洗净，用刀划口。花生 200 克，盐、葱、姜、黄酒适量，加清水用大火烧沸后，再用小火熬至烂熟。对阴虚少乳者有效。

5 母鸡炖山药

母鸡 1 只，洗净，将黄芪 30 克、党参 15 克、山药 15 克、大枣 15 克，置入鸡肚，在药上浇黄酒 50 克，隔水蒸熟。1 ~ 2 天内吃完。用于脾胃虚弱少乳者。

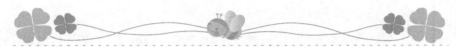

母乳喂养，宝宝健康妈妈苗条

❋ 初乳是宝宝最珍贵的营养

世界卫生组织确认："母乳是婴儿最好的营养食品。"医学界始终未停止对母乳成分和含量的深入研究，为调整母婴膳食结构、优化母婴营养环境提供理论依据。

初乳与普通乳汁的主要区别在于其富含免疫因子、生长因子及生长发育所必需的营养物质，是大自然提供给新生命最珍贵的初始食物，其中具有抗病能力的免疫球蛋白含量比成熟乳高 20 ~ 40 倍。新生儿摄入后可提高免疫力、增强体质、抵御外界病原侵袭而健康成长。世界公认它可以影响初生生命甚至其一生的健康，因而世界卫生组织（WHO）大力提倡母乳喂养。

1 初乳含乳铁蛋白最高

乳铁蛋白是一种具备多种生理功能的蛋白质，对于婴幼儿而言不可或缺。研究发现，母乳中初乳含乳铁蛋白最高，过渡乳和成熟乳依次降低。乳铁蛋白与产妇的营养状况有关，营养状况好的产妇，母乳乳铁蛋白含量较高。含乳铁蛋白的配方奶粉可促进婴儿体内铁离子转运，从而有利于血红蛋白合成，对预防婴儿贫血的发生具有良好的作用。

2 初乳含免疫活性细胞

尽管越来越多的成分被不断发现，但是人们对于初乳中各种免疫活性细胞的确切作用还不很清楚。初乳中含有免疫细胞CD4＋T，它是一种活化状态的记忆性T细胞，对新生儿本就不成熟的免疫系统是非常有利的。这项研究是针对母乳喂养对新生儿的免疫保护作用的有益探索。

3 初乳含溶菌酶最高

溶菌酶是婴儿成长必不可少的蛋白质，它在抗菌、避免病毒感染以及维持肠道内菌群正常化，促进双歧杆菌增殖等方面发挥着重要的作用。母乳中初乳含溶菌酶最高，过渡乳和成熟乳依次降低。测定并研究我国产妇母乳溶菌酶含量状况，对指导未来在配方奶粉中添加适宜于我国婴儿的溶菌酶配方十分必要。

✳ 母乳喂养有利于瘦身

母乳喂养不仅有利于宝宝健康成长，也有利于妈妈身体的恢复。哺乳妈妈的身体为了制造乳汁，会一点一点消耗掉怀孕期间所储存

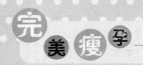

的脂肪组织。身体每天分泌乳汁，要消耗 500～800 千卡的热量，一个月累计下来，会比不喂哺母乳的妈妈多消耗 15 000～24 000 千卡热量，换算成脂肪的话，就是将近两千克的多余赘肉。

医学研究证明，哺乳妈妈容易早日恢复身材，并且降低乳腺癌、卵巢癌的发生率。母乳喂养不但不会导致新妈妈的乳房下垂，反而会由于喂奶的关系让乳房变大，如果能够配合适量的运动，乳房会比以前还漂亮。同时哺乳还能帮助妈妈们尽快恢复体型。因此，母乳喂养不仅对宝宝有很多好处，对妈妈也有相当多的好处。

（1）宝宝的吸吮过程反射性地促进母亲催产素的分泌，促进母亲子宫的收缩，能使产后子宫早日恢复，从而减少产后并发症。

（2）有利于消耗掉孕期体内堆积的脂肪，促进母亲形体的恢复。

（3）母乳喂养在某种程度上可抑制排卵和月经的到来，可达到产后避孕的目的。

（4）母乳喂养过程中，妈妈和宝宝的肌肤、目光、语言的接触与交流，可促进母亲与宝宝亲子感情的建立，也可使妈妈得到心理上的满足。

（5）降低母亲乳腺癌与卵巢癌发生的可能。

（6）母乳中几乎无菌，可直接喂哺，不易受污染，温度适宜，吸吮速度及食量可随宝宝需要增减，方便、卫生、经济，可以在一定程度上减轻家庭育儿的压力。

但要注意的是，尽管哺乳会消耗母体的脂肪，但哺乳期间，宝宝需要的营养较多，新妈妈在食物摄入量方面原本就有所增加，如果毫无节制地进食，就会导致实际供应的热量大于身体的需求，这样就无法达到哺乳瘦身的目的，反而会使脂肪更多地堆积。

营养全面，母乳质量高

妈妈的乳汁质量高，宝宝的成长速度就快，且体质较强，所以妈妈要尽力提高自己乳汁的质量，既要让乳汁丰沛充足，还要让乳汁营养全面。乳汁如果营养丰富，就会比较浓稠，反之，就会稀淡。乳汁稀一两次没有关系，如果一直稀，就要加强营养，否则难以满足宝宝的营养需求。

1 确保能量充足

刚出生的宝宝机体生长迅速，需要较多的糖、蛋白质和脂肪，要喂养好宝宝，哺乳妈妈所需的营养物的质和量，都比一般女性要高。新妈妈要从饮食中摄取足够的能量，包括脂肪、蛋白质、碳水化合物，如果这些营养摄入不够，乳汁就失去了质和量的保证，所以建议妈妈哺乳期间不要节食。

另外，还可以在饮食中加入一些有催乳作用的食材，如鲫鱼、猪蹄、母鸡、莴笋、黄花菜、丝瓜、茭白、豌豆、黄豆及其制品来增加乳汁的分泌量。

2 注意营养全面

新妈妈应注重膳食平衡，均衡营养吸收。哺乳期的妈妈最好不要挑食、偏食。除了多吃肉类食物，补充蛋白质，还要多吃蔬菜、水果，注意各种维生素、矿物质及微量元素的摄入，保证乳汁的营养全面。

3 讲究饮食卫生质量

新妈妈吃的食物要新鲜，更要讲究卫生质量。农药污染的蔬菜、瓜果，经常使用化学洗涤剂、清洁剂或使用含有铅、汞等有毒性作用的染发剂、唇膏等化妆品的妈妈，都有可能使自身乳汁被污染。

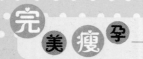
❋ 素食妈妈如何进补

素食的哺乳妈妈可以增加进食量，每日多吃几餐，以 4~5 餐较为合适。两餐之间最好饮水或果汁，以促进乳汁的分泌。

1 补钙

乳汁分泌越多，钙的需要量越大，所以素食新妈妈要多补充豆类及豆制品、芝麻酱等。膳食摄入钙不足时可用钙制剂等。

2 补充维生素

适当吃一些粗粮、蘑菇、紫菜等，以补充 B 族维生素。蔬菜类选用苋菜、西兰花、菠菜、玉米、胡萝卜、黄瓜、豆类，可用麻油炒。水果类可吃猕猴桃、鲜枣、山楂、樱桃等。汤水类可食用豆腐汤、青菜汤、酒酿、红糖莲藕汤等。

3 补充植物蛋白

素食妈妈蛋白质的主要来源为植物性蛋白质，建议新妈妈此时采用蛋奶素（即不严格素食，饮食中有奶和蛋），以满足此阶段的蛋白质需求。

❋ 哺乳减肥的饮食方法

新妈妈如果要想通过哺乳减肥，必须搭配适当的饮食，如果大吃大喝，无所顾忌，恐怕体重仍会不减反增。

那么，想要通过哺乳减肥的新妈妈到底应该怎么吃呢？

首先，当然要适当补充营养。因为这时新妈妈的身体还未完全恢复到孕前的程度，而且需要哺乳，正是需要营养的时候。如果营养摄入不足，不仅妈妈会贫血，宝宝的乳汁也会不够吃。

不过，新妈妈不能补得太多，因为孕期体内已经积聚了许多脂肪，这些脂肪每天可以提供 419～628 千焦的热量，新妈妈在哺乳期每天只需增加 2093 千焦的热量，也就是每天摄取 9628～10465 千焦的热量，就足够满足新妈妈身体康复及乳汁分泌的需求了。

※ 产后 7 天传统月子餐

要想在产后迅速恢复，产后 1～7 天的饮食不可忽视。总的来说，新妈妈产后的饮食必须以温热、清淡、易消化的食物为主。别急着补充营养，产后 7 天内新妈妈的脾胃功能需要恢复，大吃大补只能损伤脾胃，还会让你长许多肥肉。

下面，根据产后的进食规律，推荐几个饮食餐单，新妈妈可以适当参考。

1 产后第 1 天的饮食推荐

由于每位妈妈生产的时间不同，这里就不提供一日餐单的具体食单了。顺产妈妈可以在生产 6 个小时后，依据自己的口味喜好，选择喜欢的食物。剖腹产妈妈可以在 24 小时后进食。

（1）小米粥。在我国北方，小米粥一直是新妈妈坐月子不可缺少的食物。小米中含有多种维生素、氨基酸、脂肪和碳水化合物，在同等重量的小米中含铁量比大米高一倍，维生素 B_1、维生素 B_2 的含量也比大米高。小米熬粥后不仅易于消化，还有助于增加胃动力，素来有"代参汤"的美称，是新妈妈产后非常理想的滋补食物。

不过，小米虽好，新妈妈月子期间却不能完全以小米为主食。因为小米的氨基酸组成并不理想，赖氨酸过低而亮氨酸又过高，新

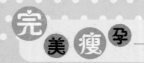
妈妈的月子餐必须搭配其他主食，以免缺乏营养。

（2）软面条。面条和大米一样，是非常易于消化的食品。而且，小麦中含有丰富的B族维生素，含量比大米高1倍左右，蛋白质的含量也要高于大米。坐月子期间，适当吃些软面条，对于调理身体十分有益。

（3）糯米粥。糯米是一种非常好的滋补食物，它性温、味甘，有补虚、补血、健脾暖胃的作用。有人会说，用糯米制成的黏性糕点，如汤圆、米糕、粽子等非常难消化，所以糯米粥也不适合产妇食用。这里，有必要向大家更正一下，单纯的糯米粥是非常好消化的。古人就说过糯米健脾，健脾就是帮助消化吸收的，所以糯米粥是养胃健脾的食品。至于糯米制成的黏性糕点，的确很难消化，因为黏韧本来就很难充分咀嚼，烹调时又加入少许油，这些遇冷凝固的饱和脂肪与黏糯米粉互相包裹，在胃肠里消化起来相当慢。

所以，新妈妈月子期间不要吃糯米制成的黏性糕点，但适当喝些糯米粥还是非常营养健康的。

（4）红豆汤。红豆性平，具有利尿消肿、清热解毒、健脾益胃等功效。产后喝些红豆汤，可以帮助新妈妈排除体内水分，古人说红豆"多食令人瘦"，就在于它能迅速消除水肿。而且，红豆含热量低，富含维生素E及钾、镁、磷、锌、硒等营养成分，有利于补充新妈妈缺乏的营养，红豆还有补血生乳的功效，对于新妈妈产后补血、促进乳汁分泌也有一定的功效。

2 产后第2～3天食谱

生产后第2～3天，新妈妈的食物花样稍微多了一些。除米粥、面条，新妈妈即可以吃些鸡蛋、蔬菜、鱼类等营养高又易

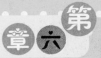

于消化的食物。

（1）早餐。小米粥 1 碗，鸡蛋羹。

（2）午餐。面条 1 碗，原味蔬菜汤（黄豆芽、西兰花、紫甘蓝、青椒各 20 克）。

月子餐分享——原味蔬菜汤

这道原味蔬菜汤制作简单，把各种食材洗净，只加少许盐煮成汤即可，味道清香，营养丰富。在食材的选择上，新妈妈可以依据口味做调整，比如加入紫甘蓝、丝瓜、西葫芦、莲藕等。

（3）晚餐。大米粥 1 碗，清水煮鱼汤（鲫鱼 1 条）。

月子餐分享——清水煮鱼汤

鱼肉蛋白质丰富，非常易于消化，对产后新妈妈的身体有很好的补益作用。平时我们做鱼汤时，喜欢先把鱼下油锅两面煎黄，这样做出来的汤没有腥味，味道更鲜美。但是，新妈妈的鱼汤不能用油煎，必须直接用清水煮，出锅前淋点麻油即可。为了去除腥味，鲫鱼在收拾时一定要去掉咽喉齿。

3 产后第 4～7 天食谱

产后第 4～7 天，新妈妈的饮食仍需清淡、熟烂，易于消化。不过，食物的选择更加丰富多样，蔬果、肉类、鱼蛋类等，只要新妈妈想吃都可以摄取，烹调的花样也可多些。不过，食材选择上要避开过于辛辣温燥的食物，如韭菜、大蒜、辣椒、胡椒等。过于冰冷坚硬的食物也不要吃，避免损伤胃肠和牙齿。

（1）早餐。黑米粥 1 碗，馄饨 5～6 个。

（2）午餐。山药薏苡仁粥 1 碗，素炒青菜（小白菜、油菜、胡萝卜、杏鲍菇各 40 克），大枣银耳汤（大枣 20 克，水发银耳 30 克）。

（3）晚餐。番茄鱼汤煮面条，素炒青菜（甘蓝、黄甜椒、莲藕、平菇各 40 克）。

以上食谱只是一个参考，各位新妈妈可以依据自身体质做出相应调整，找到最适合自己的月子饮食。

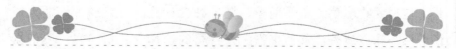

越吃越瘦的食物

❀ 4 款瘦身食谱

1 瘦肉炒黄瓜

瘦肉含有大量的蛋白质，可以帮助新妈妈产后增加乳汁！因为产后的女性都会营养流失，而黄瓜含有大量的钾盐和一些胡萝卜素、维生素 C、维生素 B_1、维生素 B_2、糖类、蛋白质以及钙、磷、铁等对人非常有益处的营养成分。

2 鲤鱼汤

鱼肉几乎没有脂肪，因此适合减肥的人吃。再加上鲤鱼含有大量的蛋白质，这样可以帮助新晋妈妈增加乳汁和提高乳汁的质量！最重要的是，一般产后的女性都会骨质疏松，这时候需要补钙，而鲤鱼含有大量铁质和钙质，因此产后的女性真的需要多喝鲤鱼汤！

3 木瓜炖奶

木瓜几乎没有什么热量，而且还能帮助产后想要母乳的女性增加乳汁，当然还会达到丰胸的效果！奶还可以为产后的女性增加营养，因此在晚上睡觉前，产后的女性喝上暖暖的木瓜炖奶也是很不错的！

4 白萝卜枸杞排骨汤

白萝卜是减肥功效良好的保健食物，它可以增强肠道的蠕动，消化能力由此就增强了，常常便秘的妈妈们可以多吃萝卜。

✳ 产后瘦身，蔬菜是法宝

人之所以发胖，部分是因摄入的热量过剩造成的。热量主要来源于粮食，控制粮食的摄入量虽可以减肥，但人的胃肠内有着周密的神经调节和反射机能，食入量过少，会引起胃部的饥饿反射，而经常饿肚子是难以忍受的，还容易诱发某些疾病，如果多食热量低的蔬菜，既能防止饥饿，又不致摄入热量过多，是很好的减肥方式。

含水分较多的蔬菜所含糖、脂肪等营养物质相对较少，产热量较低。而蔬菜中的水分能通过肾脏很快排出体外。某些蔬菜，如芹菜、白菜、菠菜、韭菜中含有大量的植物纤维素，这些纤维素无法消化，但肥胖者多吃这类蔬菜有两点好处：一是纤维素本身不被吸收产热，无形中降低了体内的热量储备；二是纤维素在胃肠道停留的时间短暂，其他食物在它的带动下，加快了通过胃肠道的时间，从而干扰了营养物质的吸收，脂肪便难以堆积。

还有些蔬菜含有某种特殊物质，如黄瓜中含有丙醇二酸，这种物质有抑制体内糖分转化为脂肪的作用，体内的糖分不能转化为脂肪，就无须为肥胖发愁了。

自制养颜清肠果蔬汁

1 胡萝卜汁

每天喝上一定量的鲜胡萝卜汁，能改善整个机体的状况。胡萝卜汁能提高人的食欲和对感染的抵抗力。哺乳期的母亲每天多喝些胡萝卜汁，分泌出的奶汁质量要比不喝胡萝卜汁的母亲高得多。患有溃疡病的人，饮用胡萝卜汁可以显著减轻症状，胡萝卜汁还有缓解结膜炎以及保养整个视觉系统的作用。

2 芹菜汁

芹菜味道清香，可以增强人的食欲。在天气干燥炎热的时候，清晨起床后喝上一杯芹菜汁，自我感觉会好得多。在两餐之间最好也喝些芹菜汁。芹菜汁也可作为利尿和轻泻剂以及降压良药。由于芹菜的根叶含有丰富的维生素 A、维生素 B_1、维生素 B_2、维生素 C 和维生素 P，故芹菜汁尤其适合于维生素缺乏者饮用。

3 白菜汁

白菜，又称圆白菜。白菜对于促进造血机能的恢复、抗血管硬化和阻止糖类转变成脂肪、防止血清胆固醇沉积等具有良好的功效。白菜汁中的维生素 A 可以促进幼儿发育成长和预防夜盲症。白菜汁所含的硒，除有助于防治弱视外，还有助于增强人体内白细胞的杀菌力和抵抗重金属对机体的毒害。当牙龈感染引起牙周病时，饮用白菜和胡萝卜混合汁，不仅可以为人体供应大量维生素 C，同时还可以清洁口腔。

4 番茄汁

医学专家认为，每人每天吃上 2～3 个番茄，就可以满足一天维生素 C 的需要。喝上几杯番茄汁，可以得到一昼夜所需要

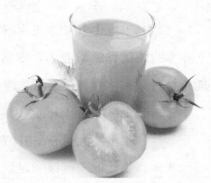

的维生素 A 的一半。番茄含有大量柠檬酸和苹果酸，对整个机体的新陈代谢过程大有裨益，可促进胃液生成，加强对油腻食物的消化。番茄中的维生素 P 有保护血管、防治高血压的作用，并能改善心脏的工作。此外，常饮番茄汁可使皮肤健美。番茄汁兑上苹果汁、南瓜汁和柠檬汁，还可起到减肥的作用。

5 黄瓜汁

医学家排列的黄瓜汁医用价值表上，利尿功效名列前茅。黄瓜汁在强健心脏和血管方面也占有重要地位，能调节血压，预防心肌过度紧张和动脉粥样硬化。黄瓜汁还可使神经系统镇静和强健，能增强记忆力。黄瓜汁对牙龈损坏及对牙周病的防治也有一定的功效。黄瓜汁所含的许多元素都是头发和指甲所需要的，能预防头发脱落和指甲劈裂。黄瓜汁含脂肪和糖较少，是比较理想的减肥饮料。

新妈妈瘦身，优选这 4 种水果

1 牛油果——超强饱腹感

吃起来肥肥腻腻的牛油果是许多近年来的减肥新宠。牛油果防饿指数超高，在午饭时加入少许牛油果，便能大大增加饱腹感，让你少吃些。而且，牛油果还具有排毒功效，促进身体的新陈代谢。

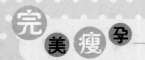

2 奇异果——促进胃动力

维生素C之王奇异果也含有非常高的膳食纤维，因此有非常强的肠胃蠕动能力。夜猫子妈妈们把猕猴桃当做夜宵，不仅能维持营养和体力，还不易发胖。

3 甜橙——能代替甜食的水果

不要太担心甜橙糖分高，要知道，甜橙富含维生素C，纤维素多，热量低，可以满足妈妈对甜食的欲望，以此替代高热量的蛋糕和曲奇。而且甜橙中的纤维素有助于排便，排出身体中的废物和有害物质，清理肠胃。

4 木瓜——分解脂肪

木瓜中含有丰富的木瓜蛋白酶，可以把脂肪分解为脂肪酸，从而减少人体内脂肪的堆积。而且木瓜中含有一种酵素，能消化蛋白质，可以帮助人体对食物进行消化和吸收。

❋ 月子里不能节食减肥

生完宝宝后，相信所有的新妈妈都希望能尽快恢复孕前的苗条身材。可是，倘若一味"求瘦心切"，在减肥时就容易出错，不仅不能减肥，也会给产后身体的恢复带来巨大影响，新妈妈必须小心谨慎。

对于新妈妈来说，节食是最迅速有效的减肥方法。月子期间不能多做运动，可少吃点饭还是很容易的，于是，有很多爱美的妈妈都采用节食法迅速瘦身。

其实，刚生产完，新妈妈的身体还需要一段时间来恢复，月子期间正是需要加强营养的时候。所以，新妈妈产后不能立即节食，必须好好休养自己的身体。

尤其是35岁以上的高龄产妇，一定不要采用节食减肥法。高龄妈妈们体内的新陈代谢缓慢，身体和子宫恢复得也会更慢，整个孕期都应该给予营养全面、易于消化吸收的食物，以促进身体康复。

倘若盲目节食，不仅会影响产后身体的康复，严重的还有可能引发产后各种并发症。倘若是哺乳期妈妈，月子期间节食还会严重影响小宝宝的奶水质量，耽误小宝宝的生长发育。

不节食，并不代表不需要减肥。月子里正确的饮食方法，应该是全面均衡地摄取营养，并保证每日摄取热量不超标，营养不过剩。食物的选择要有营养，蛋白质、碳水化合物及脂肪类食物要搭配好，不能只偏好动物性食品，尤其不能吃甜食、油炸食品、肥肉等高脂肪食物，适当多吃些蔬果有利于身材的恢复。如果你是高龄产妇，要注意吃些补血食物，比较适合的是桂圆、乌鸡等。需要注意的是，高龄产妇也不能盲目食用人参、鹿茸等补品，以防虚不受补。

❋ 新妈妈宜吃的健康食物

孕期增长的脂肪，都是妈妈们吃出来的。到了产后，合理饮食也能让新妈妈吃掉多余的脂肪。下面就来介绍一些有减肥消脂作用的食物，制定瘦身餐单时可不能忘了它们。

1 西柚

西柚，是柚子的一种，由于果实常常成簇成串地高挂枝头，就像一串串葡萄一样，有些妈妈还以为，西柚是柚子嫁接在葡萄藤上衍生的新生水果。

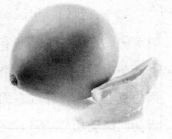

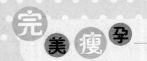

西柚集柚子和甜橙的优点于一身，含有丰富的维生素 C、维生素 B 和矿物质，热量却很低，每 100 克西柚的热量只有 138 千焦，减肥的美女的餐单都少不了它。美国一项研究结果认为，如果正常三餐都能吃上半个西柚，减肥效果会非常好。而且，西柚中含有丰富的钾，可以有效减少下半身脂肪和水分的堆积，瘦腿效果非常不错。

2 柠檬

柠檬也是一种高维生素、低热量的食品，每 100 克的热量只有 147 千焦。而且，柠檬含有大量的柠檬酸，它是促进热量代谢所必需的物质，可以有效减少体内的脂肪堆积。由于维生素含量高，适当摄入柠檬还能有效消除疲劳，非常适合应用于减肥餐单。

3 韭菜

在之前的餐单中，很少和大家提到韭菜。因为韭菜性温热，有一定刺激性，对子宫也有一定的兴奋作用，孕期吃韭菜可能会引起胎动不安。不过产后减肥时，韭菜可就是必吃菜了。韭菜除了含有丰富的钙、磷、铁以及维生素 A、维生素 C 外，还含有大量的纤维素，比芹菜的纤维素还要高出许多，可以有效促进肠道蠕动，增加排泄，还能清除肠道中多余的脂肪，所以又被人们称为"洗肠草"，是减肥餐单不可缺少的食物之一。

如今，我们一年四季都吃得到韭菜，但韭菜的品质好坏可是分时节的。一般来说，初春时节的韭菜品质最好，晚秋时节次之，夏季和冬季的韭菜就要再差一些了。尤其是在夏季，一定要少吃韭菜，因为夏韭老化，纤维多而粗糙，不易被肠胃消化吸收，再加上夏季胃的肠蠕动功能减弱，吃多了夏韭可能会引起胃肠不适或腹泻。

4 黄瓜

黄瓜是非常好的减肥美容食品，它热量极低，含有大量的水分和维生素，可以美白肌肤，抑制黑色素的生成，是难得的补水养颜食品。黄瓜还含有丰富的纤维素，可以促进肠道蠕动，黄瓜所含的黄瓜酸也能促进人体新陈代谢，所以黄瓜有很好的减肥排毒的作用。更为重要的是，黄瓜还含有一种叫丙醇二酸的物质，这种物质可以抑制糖类转化为脂肪，可以帮助新妈妈们有效减少体内的脂肪。

5 鸡胸肉

鸡胸肉蛋白质含量较高，非常容易被人体吸收利用，而热量很低，不仅可以为身体提供足够的营养素，还有非常好的瘦身效果。不过，吃鸡胸肉时不能吃鸡皮，因为鸡皮的热量极高，容易造成能量过剩。

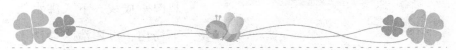

月子里的瘦孕食谱

三鲜汤面

原料

煮熟面条500克，虾肉、水

发海参、鸡胸肉各150克，花生油、酱油各50毫升，味精、精盐各5克，料酒25毫升，葱15克，鲜汤100毫升左右。

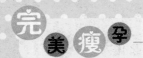

做　法

❶将虾肉、鸡胸肉、海参均洗净，分别切成小薄片；葱去皮，洗净，切成葱花。

❷锅置火上，放入花生油，烧至七成热，下葱花炝锅，出香味后下虾片、鸡胸片、海参片，同炒 2~3 分钟，见虾片、鸡胸片变色，烹料酒，放入部分酱油、味精、精盐和少许鲜汤，烧沸，炒匀盛出，即成"三鲜浇头"。

❸将余下的酱油、味精、盐分别放入碗内，均匀地倒入现煮熟的面条中，舀入现制的沸滚鲜汤，再把"三鲜浇头"覆盖在面条上即可。

肉桂猪肝粥

原　料

猪肝 100 克，大米 200 克，肉桂粉 2 克，料酒、植物油、精盐、鸡精各适量。

做　法

❶将猪肝洗净，切成薄片，放入碗中，加入肉桂粉、料酒、植物油、精盐，腌 10~15 分钟；将大米淘洗干净备用。

❷锅中加适量清水烧开，下入大米，按常法煮粥。

❸至粥八成熟时，加入猪肝，煮熟。

❹加入精盐、鸡精调味，即可食用。

鸡肉龙须面

原　料

龙须面 100 克，青菜 150 克，香菇 10 克，嫩母鸡 50 克，冬笋 80 克，水发木耳 15 克，精盐、绍酒、猪油、胡椒粉、葱、姜各适量。

做　法

❶鸡肉斩成块，下入沸水锅中烫一下捞出，再用清水冲洗干净；把冬笋切成滚刀块；木耳洗净；葱切成段；姜切成片。

❷锅内加猪油烧热，放入葱、姜、鸡块略煸一下，烹入绍酒，加入清水和笋块，改用小火炖 1 小时后，除去葱、姜。

❸再加精盐、胡椒粉，用旺火熬至汤汁呈白色时，将木耳、香菇下锅略滚一下，盛起装入大汤碗中。

❹锅置火上，加入一碗鸡汤、一碗清水烧开，下入龙须面煮熟，放青菜即可。

什锦鸡肉粥

原　料

鸡翅1只，虾15只，葱10克，姜1片，干香菇3个，粳米300克，青菜适量，植物油5毫升，鸡汤、料酒、精盐各适量。

做　法

❶鸡翅洗净，用沸水烫一下取出，切成小块；葱和姜均拍碎。

❷锅内倒入水，加入5毫升植物油，把鸡翅、姜、葱倒入锅中，用大火煮开后，改用小火再煮，去其浮油。

❸香菇泡开，去蒂，切成小块；青菜洗净，切成小块；把粳米淘洗干净；虾去壳，去掉肠泥，洗净后切细，用沸水烫一下，捞出滤干。

❹锅置火上，把粳米倒入锅内，再加入鸡汤，用中火煮滚，粳米煮约25分钟后，依次加入虾、香菇、青菜及精盐搅匀，待菜熟后，盛入碗内即成。

猪血鱼片粥

原　料

猪血、鱼肉、粳米各100克，腐竹50克，葱花少许，精盐、胡椒粉、料酒、酱油、姜丝、香油各适量。

做　法

❶将猪血洗净，撇去上层浮沫及下层沉淀，杂物，切成小方块；鱼肉洗净，切成薄片，放入碗内，加入料酒、酱油、姜丝拌匀；粳米淘洗干净；腐竹浸软，撕碎。

❷锅置火上，放入清水、粳米、腐竹，熬煮至粥将成时，加入猪血，煮至粥成。

❸再放入鱼片、精盐，再沸时撒上葱花、胡椒粉，淋入香油即可。

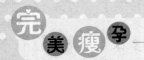

炝虾片

原料

虾 200 克，黄瓜 15 克，冬笋、火腿各 10 克，精盐、味精、料酒、姜、花椒和花生油各适量。

做法

❶将虾去头、扒皮、摘去脊背上的沙线，洗净，片成薄片；把冬笋、黄瓜、火腿都切成薄片；姜洗净切末。

❷锅置火上，倒入清水，烧沸后放入虾片、冬笋片，烫熟后捞出控水，放在盘内，把黄瓜、火腿也放入，加姜末、精盐、味精、料酒拌匀。

❸锅置火上，倒入底油，放花椒，炸至花椒变色、有香味时，将花椒捞出，再把炸好的花椒油浇入盘内即可。

豆沙香蕉

原料

鲜香蕉 250 克，豆沙 100 克，淀粉 50 克，面粉 5 克，鸡蛋清 4 克，植物油 1000 毫升，白糖 75 克。

做法

❶香蕉去皮，每根香蕉切成 3 厘米长的段，每段再平切两片，放盘中，撒上一些淀粉，将豆沙均匀地放在香蕉上（只放一半香蕉），再用另一半香蕉盖上，即成豆沙香蕉坯。然后在香蕉坯两面略撒一些淀粉；将鸡蛋清搅打到泡沫状，加入淀粉和面粉，调成鸡蛋泡。

❷锅置火上，放入植物油，烧至四分热时，将香蕉坯逐一放入蛋泡糊中蘸匀蛋糊，放入油锅中炸至有脆壳，捞起，待油温回升至六分热时，再将香蕉块全部倒进锅中复炸 1 次，见炸成奶黄色时，捞起装盘，撒上白糖即可。

清炖鱼

原料

宰杀好的鲜鱼 1 条（500 ~

600 克），香菇 3 朵，大枣 4 枚，葱花、姜片、蒜末各少许，精盐料酒、酱油、醋、植物油各适量。

做 法

❶将鱼洗干净，在鱼身两侧切上花刀，抹上盐浸渍 5～10 分钟待用；香菇洗净后切片；大枣洗净备用。

❷锅置火上，放少许植物油烧热，放入葱花炝锅，然后加入适量水（漫过鱼身即可），将鱼放入锅内，加入香菇、枣、葱、姜、蒜、料酒、醋、酱油，大火烧开。

❸开锅后，改小火慢炖 30 分钟左右即可。

莲薏炖猪骨

原 料

莲子 6 克，薏苡仁 10 克，排骨 500 克，冰糖 100 克，姜、葱、花椒、黄酒、卤汁、麻油、味精、精盐各适量。

做 法

❶莲子、薏苡仁炒香捣碎，

用水煎 30 分钟取药汁，猪排骨洗净放入药汁中，再将姜、葱放入锅中，加花椒。

❷排骨煮至七分熟后去浮沫，捞出，排骨晾凉，将卤汁倒入锅中，加冰糖、精盐，温火炖 1 小时，烹入黄酒后，收成浓汁即可。

栗子黄鳝煲

原 料

黄鳝 200 克，栗子 50 克，姜、精盐、料酒各适量。

做 法

❶黄鳝去肠及内脏，洗净后用热水烫去黏液，再进行加工。

❷将处理好的黄鳝切成 4 厘米长的段，放精盐、料酒拌匀，备用；栗子洗净去壳，备用；姜洗净切成片，备用。

❸将黄鳝段、栗子、姜片一同放入锅内，加入清水煮沸后，转小火再煲 1 小时，出锅时加入精盐调味即可。

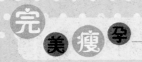

益母当归煲鸡蛋 ⋮⋮

原料

鲜益母草60克，当归15克，鸡蛋2个。

做法

❶将益母草去杂后与当归一起放入水中洗净，用清水3碗煎至成1碗，用纱布滤渣，待用。

❷把鸡蛋洗净，入锅煮熟，去外壳，用牙签扎小孔数个，加入煮好的益母草当归药汁煮半小时。

❸吃蛋、喝汤，每日2～3次，1个月为1个疗程。

糯米乌鸡粥 ⋮⋮

原料

乌鸡1只，白果、莲子、糯米各15克，大枣6枚。

做法

❶将鸡洗净，去内脏。

❷把白果、莲子共研成细末，装入鸡腹内，加大枣、糯米，用小火炖至鸡肉烂熟即成，空腹食粥喝汤。

菟丝炖鹌鹑 ⋮⋮

原料

菟丝子15克，鹌鹑3只，川芎10克，艾叶30克。

做法

❶将鹌鹑宰杀后用沸水焯烫，去毛及内脏，洗净，待用。

❷把菟丝子、川芎、艾叶洗净，用清水3碗煎至1碗，用干净的纱布滤渣，待用。

❸将鹌鹑及药汁放入大汤碗内，置于火上，隔水炖熟烂，吃肉喝汤。

桂花肉 ⋮⋮

原料

五花猪肉150克，鸡蛋两个，面粉、肉汤、白糖、醋、酱油、精盐、香油、料酒、米粉、淀粉、味精、葱末、姜末、花生油各适量。

做法

❶将五花猪肉切片后与鸡蛋一起放入碗中，加入味精、精

盐、料酒、面粉、米粉调匀，再将白糖、醋、酱油、淀粉放入碗内，加肉汤调匀成汁。

❷将肉片放入油锅内炸至淡黄色捞出。

❸将葱末、姜末放油锅内略炸，放入已炸过的肉片，烹入料酒、精盐、香油炒匀。

❹盛桂花肉入盘，再将油锅放在火上，把调好的糖醋汁倒入，勾成卤汁盛入小碗内，供蘸食。

豆瓣鲫鱼

原　料

鲫鱼1条，豆瓣酱8克，姜、葱、蒜、料酒、醋、酱油、白糖、水淀粉、精盐、鸡精、清汤、植物油各适量。

做　法

❶把鲫鱼整理干净，在鱼身两侧划几刀，用料酒、精盐腌渍片刻，再放入锅中烧热的植物油中略炸后捞出；豆瓣酱剁碎；姜、蒜、葱切成末。

❷锅置火上，倒入植物油烧热，把豆瓣酱、姜末、蒜末下入油锅中煸炒，加入料酒、清汤、酱油、醋、精盐、鸡精、白糖调味。

❸锅中放入鲫鱼，小火烧透，用水淀粉勾芡，撒上葱末即成。

黄瓜银耳汤

原　料

嫩黄瓜100克，泡发的银耳100克，大枣3枚，精盐、白糖各适量。

做　法

❶将黄瓜洗净，切成薄片；银耳撕成小朵，洗净；大枣用温水泡透备用。

❷锅内加适量清水，用中火烧开，放入银耳、大枣，煮5分钟左右。

❸放入黄瓜片，加入精盐、白糖，煮开即可。

猪血豆腐汤

原　料

猪血200克，豆腐150克，

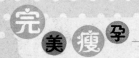

姜、葱、精盐、料酒、植物油各适量。

做 法

❶把猪血除去杂质，用开水焯一下，和洗净的豆腐一起切成小块；葱切成段；姜切成片。

❷锅置火上，倒入植物油烧热，放入葱段、姜片炒香，下入猪血块、料酒、适量清水，烧开后放入豆腐块，最后加少量精盐调味即可。

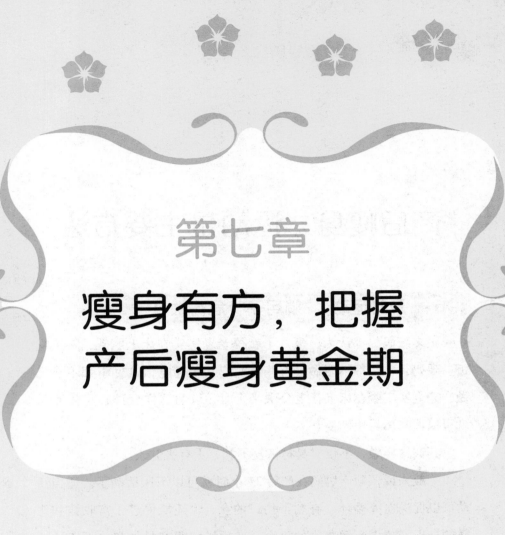

第七章

瘦身有方，把握产后瘦身黄金期

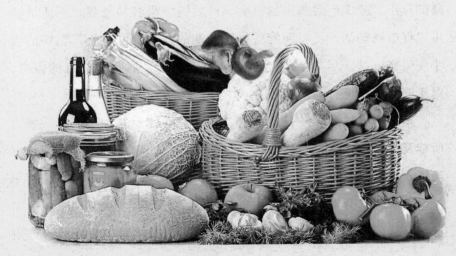

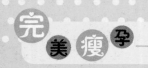

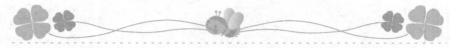

产后瘦身，运动是主要方法

及时运动，"躺月子"危害大

很多新妈妈都认为，坐月子就得老老实实在床上躺着，除了吃饭、喂奶，什么都不用做。有些新妈妈甚至连吃饭这件事都不自己做，老老实实躺在床上让老公喂半个月，以为这样全身心"休养"，就可以让身体尽快恢复。

其实这样做，不仅对身材恢复不利，更有害健康。

一般来说，顺产妈妈在产后 24 小时就可以下床活动了。适当活动可以促进血液循环，有利于伤口的愈合，还能促进子宫收缩和恶露的排出，减少产后感染的机会。产后妈妈很容易便秘，下床活动可以促进肠蠕动，还有助膀胱排尿功能的恢复，可以使新妈妈的大小便通畅一些。尽早活动还能促进盆底肌肉、筋膜紧张度的恢复，对于产后减肥更有不错的帮助。

坐月子不是"躺"月子，越"躺"对身体恢复越不利。一些力所能及的小事，比如帮孩子换尿布、整理一下房间、饭后整理一下碗筷，在阳台上晾晒衣物，适当做一些家务等还是可以的，只要不过量，不感觉劳累，对于新妈妈产后恢复有帮助，还能促进减肥。

当然了，月子里做家务还要适当，毕竟新妈妈在分娩后身体发生了变化，全身肌肉、肌腱的弹性和力量下降，关节也变得松弛，这时候如果干重活，比如提重物等，会加重关节、肌腱和韧带的负担，容易使手腕、手指关节等部位发生劳损性疼痛。

而且，新妈妈做家务时也要避免久蹲久站，以及频繁或幅度较大地弯腰。比如，宝宝的奶瓶、刷子等常用物品应该放在柜橱的中上层，这样妈妈伸手就能拿到；宝宝的衣物和纸尿裤、尿布应该放在较容易拿到的地方，可不要"藏"在抽屉的底层，否则妈妈就要经常下蹲或弯腰去做事情，不利于子宫的复原；如果要给小宝宝洗澡，盆子不要放得太低，避免妈妈一直蹲着或者弯腰；如果新妈妈需要收拾地板，应该选择一些手柄较长的扫把或拖布、吸尘器等，要尽量少弯腰等。另外，热水瓶是妈妈在月子里经常要用的物品，为了避免频繁下蹲取热水瓶，最好把热水瓶放在茶几或矮柜上。

※ 瘦身不能操之过急

在整个孕期，妈妈身上多余的重量几乎都是宝宝成长过程中的"积累"。所以，在产后，妈妈至少也需要差不多同样长的时间来减掉多余的重量。

许多新妈妈都迫切希望通过工作减掉产后多余的重量，越快越好，但这一切必须在身体恢复良好的前提下进行。从分娩到可自由运动，再从哺乳到完全断乳，身体恢复需要大半年时间来逐步实施。

恢复到原来的身材取决于两件事——减肥和锻炼。但锻炼要适度，如果锻炼强度过大、速度过快，可能会影响到妈妈长期的身体健康，如果是母乳喂养，还会破坏乳汁中的营养，所以，制订合理的锻

炼计划是非常重要的。正常减肥的指标是每星期不减重超过 0.5 千克，妈妈可以每周称一次体重，消除在减肥过程中可能产生的压力。

✳ 适合新妈妈做的运动

分娩 24 小时以后，每日清晨起床前和晚上临睡前各做一次健美运动，每次 15 分钟，日后逐渐增加活动范围、次数和运动时间，要根据每个人的具体情况，选择不同的运动项目。

1 腹肌运动

（1）仰卧起坐。产妇平卧，以双手托枕部，利用腹肌收缩的力量使身体慢慢坐起，坐起后再躺下。如此反复起坐躺下连续 10 次。

（2）抬腿运动。产妇仰卧，两臂平放身侧，先举起一腿与躯干垂直，然后慢慢放下。如此反复交换举腿 10 次。

2 盆底肌、提肛肌运动

产妇仰卧屈腿，两臂着床用力，有节律地抬高臀部，尽力使臀部离开床而高些，然后放下。每日两次，每次连续 10 ~ 15 下。

3 按摩运动

（1）按摩下腹部。产妇仰卧，用两手掌在下腹部做圆圈式揉按，由左向右，再向下，再向上为 1 周，连做 5 ~ 6 周后，再从相反的方向做 5 ~ 6 次。每日早晚各 1 遍。

（2）按摩乳房。自产妇停止哺乳后即可按摩乳房，左右手掌各按摩一侧乳房，同时做圆圈形揉按，方法同下腹部按摩，次数可多些，每遍可摩擦 10 余次，每日按摩 3 ~ 4 次，可使乳房肌肉逐渐紧缩。

饮食瘦身，健康又营养

虽然不提倡新妈妈节食减肥，但也不可放纵自己暴饮暴食，合理安排饮食才能成功瘦身，以下四种方法可以帮助新妈妈从饮食上入手减肥。

1 三餐定点，不吃夜宵

一日三餐应定时定点，不能因太忙而忽略按时吃饭。如果不能按时进食，不仅会影响能量的正常代谢，还会因为推迟吃饭时间产生异常的饥饿感而超量饮食。

另外，照顾宝宝经常会睡得很晚，晚上往往会饥饿难忍，难免想吃点儿夜宵，殊不知这时的美食是增肥的速效方法，身体很容易囤积脂肪。这时一定要注意克制，应喝点水或者转移注意力。

2 午饭吃饱，早晚减少

一天之中，只有在中午人体的消化功能处于最佳状态，这时，摄取的热量是一天当中最重要的能源，而一早一晚两顿饭主要是填补空腹状态，也是对身体微量营养素的补充。午饭之外尽量不要吃得太饱，吃准备好的量即可，坚决不再添加，以免不知不觉间加大进食量。

3 宁少主食，勿少蔬菜

主食中的热量是最密集的，食用时也最容易失控而超量，因此限制主食总量，增加蔬菜的比例，是最直接的减肥方法。同时，做菜时还应注意控制用油量，最好选择清蒸、煮、烩、汆、熬、拌等少油的方法，另外，让菜肴保留较多的水分可以起到更好的饱腹作用。

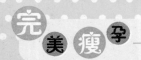

4 **远离零食，多备水果**

喜欢吃零食的妈妈，一天下来的热量可能比从三餐中摄取的还多。零食是产后要尽量避免的食物，特别是甜食，包括撒在小零食和麦片上的糖，还有蛋糕、饼干、面包等，这些都会不经意间让人过多摄取糖分和热量。

新妈妈可多买些水果，并放在手边容易取到的地方，其所含的水分和各种各样的营养素比零食更适合新妈妈；可以常备多咀嚼才能咽下的水果，像苹果，咀嚼次数多会使人容易产生饱腹感，有助于控制进食量。注意水果宜在餐前吃。

调整进餐顺序可以在一定程度上减少热量摄入：先吃蔬菜及含蛋白质丰富的食物，然后吃主食，这样可以减少主食的摄入，从而减少热量的摄入。

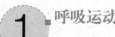 帮助身体恢复的健美操

产后健美操是产妇分娩后为促使身体早日复原而编排的一种体操。分娩 24 小时后就可以在医护人员的允许和指导下进行。

1 **呼吸运动**

（1）胸式呼吸：仰卧，平躺，双腿屈伸，两手放在胸前，慢慢吸气，呼气。每次 10 遍。

（2）腹式呼吸：仰卧平躺，吸气至下腹部，使下腹部凸起，然后呼气，做深呼吸。

2 **脚趾运动**

（1）仰卧，双腿并拢，双脚相互交错，前后运动。

（2）脚掌不动，脚趾做屈伸运动。

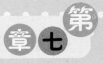

（3）两脚后跟并拢，脚尖外翘，做合拢、分开动作。以上动作每日早、中、晚各做1次，每次做10遍。其作用是帮助子宫复旧。

3 举腿运动

仰卧位，两腿伸直，脚尖用力下压，两臂伸直放在体侧，左右腿轮流举高，与身体形成直角，每次两腿各做5遍。其作用是加强腹肌力量，使松软的腹部尽快恢复。

4 抬腰运动

（1）仰卧平躺，双手放在脑后，双膝弯成直角。

（2）双手及双足支撑身体，边吸气边抬腰，然后停住，随后边呼气边放下腰部，恢复到原来的状态。每组4次。其作用是锻炼恢复腹部的肌肉，帮助收腹。

5 挺腹运动

仰卧位，两臂伸直，掌心向下放于体侧，双膝屈起，双足平放在床上，抬高臀部，身体的重量由双肩及双足支持。反复做10遍。其作用是加强臀部的肌力。

6 缩肛运动

仰卧位，两臂伸直，掌心向下放在身体两侧，双腿屈膝与床成直角。两膝分开，放松肛门，紧接着用力使两膝向内合拢，同时收缩肛门。其作用是锻炼盆底肌肉，促使盆底组织恢复，预防尿失禁等。

7 胸膝运动

俯卧位，双膝分开跪在床上，胸与肘贴在床面，头侧向一边。产后10~14天开始，每次10分钟。然后将枕头放在腹部，保持自然呼吸。其作用是促进子宫复旧，防止子宫后位和子宫脱垂。

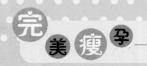

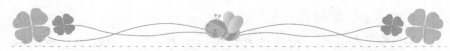

产后恢复是一场持久战

※ 产后瘦身，要量力而行

顺产的妈妈，如果孕期时一直坚持运动，那么在产后42天的检查结果无异常时，就可以继续运动了。而剖宫产的妈妈，应该等到产后10周，检查结果无异常时再恢复运动。新妈妈的产后运动应该由强度较轻的运动入手，等身体逐渐适应后，再稍微加大运动强度，这样可以帮助燃烧脂肪，瘦身效果明显。

产后3个月内，新妈妈不能进行中等强度的运动锻炼，应该以轻度运动为主。比如，产后瑜伽、普拉提运动等，通过练习可以帮助收紧腹部和腿部肌肉，减少赘肉，缓解和治疗产后颈椎、腰椎疲劳，还有非常好的塑形效果。不过，运动的量和训练强度一定要小，应该在专业老师的指导下进行。

此外，新妈妈还要进行一些有助于恢复生殖系统的小运动。产后3个月是新妈妈恢复腹部、胸部、盆底肌肉、子宫等部位的"黄金时期"。在此期间做适当锻炼，不仅能让新妈妈远离便秘、尿失禁、腰背痛、腿酸疼等分娩后遗症，还可以帮助新妈妈重新塑造完美身材。

 1 腹部运动

这个腹部运动非常简单，就是简单的腹式呼吸。吸气时轻轻扩张腹肌，在感觉舒服的前提下，尽量吸得越深越好；等到肚子足够膨胀时，再轻轻呼气，同时放松腹部肌肉。这个小运动不仅可以练就平坦的腹部，还能吐出较多易停滞在肺底部的二氧化碳。腹式呼吸随时随地都可以进行，每天至少要保证 15 分钟的训练时间。

2 胸部运动

仰卧在床上，双手举起，垂直于胸部，然后用力拍掌，再用双手左右摸肩，最后向上挥出双拳。这个运动不仅可以锻炼腹部肌肉，还能有效地帮你打造完美胸型。这个小运动可以在每天早上醒来或晚上睡前进行，每次坚持 10 分钟即可。

3 盆底肌肉锻炼

屈膝 90°仰卧在床上，双手放在身体两侧，用双膝夹住健身球。然后，大腿内侧肌群和臀大肌同时发力，用力向内挤压健身球，坚持数秒后放松。这个运动每天要进行 2～3 次，每次坚持训练 10 分钟左右即可。

最初练习时，健身球可以适当少充气，随着训练强度加大，健身球充气逐渐增加，这样可以取得更好的锻炼效果。

4 骨盆矫正训练

站姿，双脚打开，与肩同宽，双手叉腰。首先，向右大幅度转动腰部，上半身要保持直立，面部自然向前。然后，反方向转动腰部。需要注意的是，转腰的时候脚跟、脚尖都不要离开地面。这个小运动每天要进行 2～3 次，每次坚持 10 分钟即可。

很多人产后都认为自己屁股变大，身体尺寸变大，这与骨盆变宽有关。这个小练习，就可以有效矫正骨盆变形。

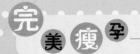

❋ 三餐七分饱

控制好食欲是瘦身的好办法。新妈妈每餐只吃七分饱，这样更利于养生，也不会把胃口撑大，不会越吃越多。如果觉得很快就饿，可以在上午和下午分别增加一次餐点，这样经常有食物吃，会让食欲得到很好的满足。

有很多人吃饭习惯吃到撑，不吃到撑似乎就没感觉饱，直到吃的胃里满满的，都有些不舒服了，才会停下来，但这样做不仅不利于消化，导致食物堆积，还会让胃口越来越大，饥渴感也会越来越强，少吃一点或者是晚吃一会都会觉得受不了。很多人出现胃病也正因为此，工作忙碌，难免有吃饭不规律的时候，饥一顿、饱一顿，最后造成了胃部疾病。

新妈妈要做到三餐规律吃，如果实在没有时间吃，也要准备一点应急的食物，或者是提前准备好，比如早餐，可以前一天晚上准备好，或者是临时热点牛奶加麦片，吃几颗坚果和水果都很方便。上午 10 点左右喝点酸奶或者是吃点水果，少量的坚果等都是不错的选择，可以补充营养素，还可以有效控制下一餐的食欲。

❋ "吃苦" 有助于减肥

食物有酸甜苦辣，不同的味道，对人体的功用也不同。这其中，苦味食物和辣味食物有非常好的减肥效果，新妈妈们可不要错过。古话说，"良药苦口利于病"，现代医学专家也建议人们多吃苦味食物。从中医角度来看，苦味食物"能泻""能燥"。所谓"能泻"，指苦味食物有利于排泻，同时还有一定的清热泻火的作用；所谓"能燥"，指苦味食品有祛湿的功用，对于大便溏泻、水肿等问题有一定疗效。所以，平时吃点苦味食品，对于身体调理是十分有益的。

苦味食品不仅有益健康，由于含有某些苦味的化学成分，在减肥方面也有不错的效果。日常生活中，苦味食物随处可见，新妈妈要想找点"苦"吃，是非常容易的。下面，我就给大家介绍几种苦味食品，产后的瘦身餐单上可少不了它们。需要注意的是，苦味食物不能吃得太多，否则会导致恶心、呕吐或泄泻等胃肠道不适。

1 苦瓜

苦瓜中含有一种高能清脂素，即苦瓜素，这种物质又被称为"脂肪杀手"。美国的凯里博士曾对此做过专门实验，发现每天服用 1 毫克苦瓜素，可阻止 100 克左右的脂肪吸收，并能使腰围变瘦约 2 毫米。如果每天服用苦瓜 2 ~ 4 毫克，坚持服用 30 天后，吃进去的食物有 6 ~ 12 千克脂肪未被人体吸收，而储存在腰腹臀腿等处的脂肪有 3 ~

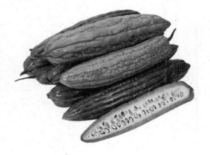

7 千克被有效分解，以供机体吸收利用。所以，产后减肥一定不能错过苦瓜，味道虽苦，可减肥效果是其他食物难以匹敌的。

需要注意的是，食用苦瓜减肥最好凉拌，因为清炒的过程中会使苦瓜素大量流失，而凉拌可以很好地保留住这些减肥物质。

2 芹菜

芹菜也是非常好的减肥食品，水分含量占 95%，含有大量的粗纤维，热量也非常低。有专家研究发现，1 棵芹菜的热量为 17 ~ 21 千焦，我们在咀嚼芹菜时，就要花上 17 ~ 21 千焦的热量，进入肠胃后，消化吸收又要花上 21 千焦的热量。这样，消化芹菜所需的热量，已经超过了芹菜本身提供给我们的热量。而且，芹菜在进

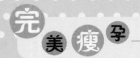

入肠道消化时，会产中一种木质素，这种物质是一种抗氧化剂，可以有效调理胃肠道功能，对于减肥消脂有一定作用。

值得一提的是，很多人吃芹菜时，只吃茎不吃叶，这是很不科学的。芹菜叶所含的营养成分远远高于芹菜茎，其中胡萝卜素含量是茎的 8 倍，维生素 C 的含量是茎的 13 倍，维生素 B_1 的含量是茎的 17 倍，钙的含量也是茎的 2 倍。所以，芹菜叶也要入菜，不能扔掉。

3 咖啡

怀孕后，准妈妈不能喝咖啡，摄入咖啡过量不仅会增加流产概率，还会降低小宝宝出生时的体重。不过，新妈妈生产后就可以适当喝咖啡了。咖啡中含有咖啡因，具有促进脂肪分解的作用，可以将脂肪释放在血液中，使之转变为热量。喝了咖啡之后，我们也会变得精神，活跃的肢体运动和头脑活动，会更进一步地消耗热量，对于减肥非常有益。不过，要想通过喝咖啡减肥，一定不能加奶，更不要加糖。

4 苦丁茶

苦丁茶是我国传统茶饮料的一种。苦丁茶中含有苦丁皂甙、氨基酸、维生素 C、多酚类、黄酮类、咖啡因、蛋白质等成分，有清热消暑、减肥瘦身、抗衰老等作用，素有"减肥茶""美容茶"之称。不过，产后 3 个月内不能喝苦丁茶，因为苦丁茶是寒凉性食物，不利于产后子宫恢复。妈妈们在经期也不要喝苦丁茶，容易导致经血排出不畅，引发痛经。

✳ 游泳——安全又轻松的瘦身方式

游泳时，水的阻力远远大于在陆上运动时空气的阻力，因此与其他运动相比，同样的运动时间能消耗较多的热量。同时，水的导热性大于空气，水温一般低于气温，这也有利于散热和热量的消耗。因此，游泳时消耗的能量较跑步等陆上项目大许多，因此女性在产后通过游泳减肥的效果更为明显。

但需要注意的是，产后游泳是从西方传来的产后恢复方式，产后有一个恢复阶段，子宫恢复需要 6～8 周。在子宫没有完全恢复时游泳，容易造成细菌感染或慢性盆腔炎；而且生育后机体抵抗力下降，更容易着凉生病。那么新妈妈如何在产后正确地利用游泳减肥呢？

首先，下水后要马上寻找身体漂浮的舒适感，可以两只手滑水。调匀呼吸，闭目似要进入梦乡，突然被惊醒或自己睁眼都可以，感觉到比躺在床上都舒服轻松时立即出水。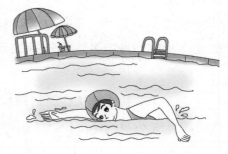

其次，出水时动作要缓，要感觉身体在水中的重量，比较在水中漂浮感和陆地上支撑身体的重力感。有人身体健壮，很难体味这种感受，那就游一段距离，动作频率要低，以不加快心跳为限，然后出水找感觉。待重力感和疲劳感消失后再回到水中。不可跳水，因为这样容易把已产生的感觉消除。

最后，游泳减肥最好从产后 4 个月开始，这时身体各个功能都已完全恢复，下水后不会对身体造成不良影响。但是运动量不宜过大，如果是母乳喂奶的妈妈避免过度疲累而使乳汁分泌减少，运动后因产生乳酸，它会通过乳汁让宝宝吃了以后会引起腹泻，因此运动后不宜马上哺乳。

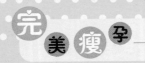
❋ 快步走适合懒妈妈

身体脂肪过多对人体健康产生诸多负面影响，尤其是内脏脂肪过多成为多种慢性疾病发生的基础，如糖尿病等。有些新妈妈身体比较虚弱，或者不太习惯高强度的运动，可以尝试快走健身法。

快走时会让更多的肌群得到运动，不仅可以在运动中加速脂肪氧化，还可以提高人体的基础代谢率，增加日常生活中的能量消耗，是非常简便的瘦身方法。

而且快走时强度适中，可以长时间进行，使肌肉在快走中加强了脂肪的消耗。一般来说。快走 1 小时消耗的能量是 300 ~ 400 千卡，相当于 1 个 100 克面粉做的大馒头的热量。从理论上讲，每天快走 1 小时，每年能够减少 14 公斤身体脂肪。

1 饭后快走法

快走方法：新妈妈饭后 60 分钟左右锻炼 30 分钟，以每小时 4.8 公里的速度快走，热量消耗得较快。如能在饭后 2 ~ 3 小时再快走 1 次，时间大约 30 分钟，那么，减肥的效果会更明显。

注意：饭后快走要把握科学方式，应该在饭后 1 小时再进行"饭后百步走"，吃完饭就"走"对身体也会产生不良的影响。

2 连续快走法

快走方法：快步走指的是速度比普通快走速度要快，步幅稍大的快走运动方式，一般速度保持在每分钟走 120 ~ 140 步，半小时 3000 米左右。

快走每分钟消耗的热量几乎是散步的 2 倍。因为快步走比一般快走的动作幅度大、速度快，可以调动更多的肌肉一起运动。而一般散步每分钟走 70 ~ 90 步，半小时 2000 米左右，在运动时，全身只有一半左右的肌肉能运动起来。锻炼的肌肉多了，能量消耗相应的就大了。

注意：快走前有 5 ~ 10 分钟的慢走作为准备活动，快走结束后有牵伸、慢走等整理活动。

3 定量快走法

快走方法：在快走锻炼开始之前先在附近慢走 5 分钟，做到张弛有度，这会不断提高你的运动能力，增强减肥效果。

在平地和坡地上交替快走，先在 3°斜坡上快走 100 米，渐渐增至在 5°斜坡上快走 15 分钟，再在平地上快走 15 分钟。

注意：在锻炼中，不断变化的运动强度，将会对身体能量消耗产生多种刺激，体内消耗能量的能力将会越强。方法就是强度锻炼 1 ~ 2 分钟，然后回到以前的状态 2 ~ 10 分钟。

4 摆臂快走法

快走方法：快走时两臂有节奏地向前后摆动，还可以采用手持小哑铃的方式。如果同时采用快走的方法来配合进行就能事半功倍，大大提高减肥的效果。

注意：手臂前后用力摆动，摆动幅度尽量大一点，可以充分地发展上肢肌肉的力量。

✳ 瘦身，贵在"积少成多"

除了有计划的瘦身之外，在日常生活中也有一些有助于减肥的小动作。产后瘦身需要长久坚持才能收到效果，新妈妈不如在平常坚持以下几个小动作，让瘦身"积少成多"。

1 随时保持正确的姿势

走路时放松肩部，双臂自然摆动，下腹提起，保持稍微紧张的状态。坐在椅子上时使下腹紧张起来，然后尽量把臀部深

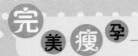

深坐到椅子上，使腰部和背部挺起来。

2 拒绝"胀肚"食品

暂时放弃一些食物和饮料。如碳酸饮料、口香糖和一些容易产气的蔬菜，如圆白菜、菜花等。如果你一直大量摄入这些食物，跟它们小别几天，你的腹部看上去会明显变小，看起来就会变苗条。

3 多进食纤维质食品

多吃利于排便的碳水化合物，早晨空腹饮一杯矿泉水，再喝含有纤维质的酸奶，刺激肠胃。纤维质含量高的食品有海藻类、黄瓜、玉米豆、角瓜、蘑菇、胡萝卜、土豆等，如果便秘，必须去医院接受诊断，采取适当的措施。

4 多带孩子做家务

孕期积累起来的懒惰习惯现在要丢掉，可以从日常家务开始。别小看日常家务，经常动动不但能帮你消耗热量，还能促进血液在身体内的流动，加速身体的新陈代谢。身体整体瘦了，肚子也会随着小一点。

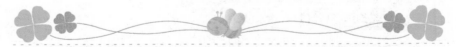

别掉进这些瘦身误区

❋ 树立正确的瘦身观点

新妈妈减肥切忌急功近利心态。一般认为产后生理上的恢复期需要 42 天左右，也就是人们常说的“坐月子”阶段，这个时期在医学上称为产褥期。产褥期除乳房仍较丰腴外，其他生殖器官基本恢复至正常怀孕状态。

在“坐月子”初期，一般应以调养休息为主。因为十月怀胎的艰辛，以及分娩所消耗的能量、使母体气血消耗较大，损失较多。产妇最初要注意休息，尽快恢复体力，了解婴儿的生活习性。

饮食上为保证乳汁丰盈，满足喂哺需要，可多饮汤，如鲫鱼汤、鸡汤、排骨汤、猪蹄汤、牛羊肉汤、大枣银耳汤等，最好汤肉一起吃下。另外多吃些新鲜蔬菜和水果。

但是，也不能认为“坐月子”就是吃、睡、喂孩子，而忽略了运动。因为早期运动对于恶露的排出、子宫恢复及防止栓塞十分有利。所以，在产后 24 小时就应开始做产妇健身操，包括抬腿运动、仰卧起坐运动、缩肛运动等，以促进机体的恢复。

产后体形和体态的恢复，则需要半年至 1 年的时间。因此，新妈妈一旦决定要瘦身，就不要轻易推翻自己的决定，不可“放纵”。一方面不能半途而废，偶尔贪吃贪睡；另一方面也不要急于求成，在健身房一待就是几小时。

水果减肥法不靠谱

产后减肥，最健康有效的方法就是均衡饮食配合适当的运动，只要能够坚持下去，一般都能收到不错的减肥效果。但是，总有些嘴馋或者懒得运动的妈妈半途而废，不得已尝试其他的减肥方法。下面，我就给大家介绍一些不恰当的减肥方法，新妈妈可不要轻易尝试，以免损害身体健康。

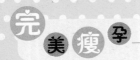

说起减肥，大家都会想到节食，这是妈妈们最喜欢采用的，最便捷的瘦身方法。减肥的确要节制饮食，但每天至少要保证 5023 千焦的热量摄入，以满足机体的基本需求。可是，有些妈妈为了在短期内快速实现减肥目的，只吃很少的饭菜，有些妈妈甚至每天只吃苹果或香蕉减肥，还美其名曰减肥"水果餐"。

但是，"水果餐"减肥并不科学。这种节食减肥法，必定会造成蛋白质摄入不足，无法完成身体各个器官的新陈代谢。为了维护机体的正常运行，体内贮存的蛋白质会被转换成糖，长此以往就会严重损害身体组织器官，对肝脏、肾脏、心脏、大脑等器官的伤害尤为严重。这种减肥实际上是在减寿。

而且，从长远来看，这种方法几乎不能减肥。因为任何人都不可能一直节食，除非你得了厌食症。而一直饿肚子的结果，往往是食欲大开，饮食失控，一下子吃得更多。而且，一旦饮食失控，无法继续节食，更不能随便尝试"水果餐"，这种方法基本上不能帮你减肥，反而会损害身体健康。

提高瘦身效率，尝试这几种食物

1 魔芋

内含大量食物纤维和水分，还有一种称为魔芋葡苷聚糖的杂多糖，它不能被消化酶分解，不能产生热量被吸收。

2 小水产品

虾、海蜇、章鱼、蛏子、海参等小水产品的蛋白质含量很高，但脂肪含量极低，很少有脂肪超过 1% 的，是理想的减肥食物。

3 芹菜

芹菜大部分是水分和纤维素，含维生素 A 和维生素 C，性味甘凉，可降血压、血脂，更可清内热。芹菜有西芹和唐芹，唐芹的减肥效果更好一些。

4 冬瓜

冬瓜不含脂肪，含有丰富的纤维素、铁、钙、磷、胡萝卜素等。能利尿清热，内含丙醇二酸，可阻止体内脂肪的堆积。

5 豆芽

脂肪量和热量都很低，水分和纤维素含量多，常吃豆芽不仅可以减肥，还对健康非常有益。炒时加入一点醋，以防 B 族维生素流失，又可以加强减肥作用。

6 萝卜

萝卜能使肠管紧张度增高、肠蠕动增强，缩短食物在肠道的存留时间，利于食物代谢及废物的排出，达到减肥效果。

7 黄瓜

黄瓜有助于抑制各种食物中的碳水化合物在体内转化为脂肪，清热败火，是良好的减肥食物。

减肥食物还有豆制品、胡萝卜、海带、洋葱、韭菜、大蒜等，了解了哪些食物能减肥，大家可根据自己偏好的口味适当选择。

❋ 针灸减肥有风险

针灸有一定的减肥效果，它可以通过调节神经系统、内分泌系统、水盐代谢、脂质代谢等，一方面抑制过亢的食欲，抑制亢进的胃肠消化功能，减少能量的摄入，另一方面通过增强能量消耗、促

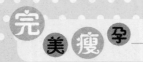

进脂肪分解来促进能量代谢，从而达到减肥的目的。

不过，很多妈妈把针灸的减肥效果神奇化，以为扎几针就能立竿见影，迅速拥有苗条身材。要想针灸减肥，在针灸的同时还应控制饮食，适量运动，单纯扎几针很难达到预期的效果。

目前，社会上针灸减肥名目繁多，治疗机构也是鱼龙混杂。有很多进行针灸减肥的美容院并不具备医疗机构执业许可证，那些针灸师也大多没有执业医生资格，用于针灸的针具消毒也是漏洞百出。针灸，可不像敷个面膜，做做面部按摩那么简单，严格来说，针灸属于具有创伤性或侵入性的医疗美容范畴，盲目进行针灸减肥需承担一定风险。所以，新妈妈不要拿自己的身体做实验，一定要针灸减肥的话，必须选择正规美容院，由专业的针灸师进行针灸减肥。

※ 月子里不能吃减肥药、喝减肥茶

一些女性为了尽快恢复苗条的身材，刚坐完月子便开始了产后减肥计划，盲目节食减肥，甚至用减肥药、减肥茶来帮助瘦身，这对身体非常不好。因为刚生产完的产妇，身体各方面都未完全恢复到孕前的程度，加之还担负哺育任务，需要补充大量的营养。产后节食，不仅会导致产妇身体恢复慢，严重的还有可能引发产后各种并发症，所以产后减肥不可过早进行。

市面上各种材料制成的号称"安全、可靠、无毒"的减肥茶、减肥药，适应了众多女性瘦身的需求。但是对于产妇来讲，这些东西并不适合。哺乳期的产妇服用减肥药，大部分药物会从乳汁里排出，这样就等于宝宝也跟着服用了大量药物。新生婴儿的肝脏解毒功能差，大剂量药物易引起宝宝肝功能降低，造成肝功能异常。所以，产后服用减肥药非常不可取，减肥茶也要谨慎选择。

❋ 体重高居不下，可能是缺乏维生素

减肥并不是一件容易的事，一般来说，只要能控制热量摄入，配合适当的运动，体重都可以慢慢减下来。但也有一些妈妈，为了减肥她们绞尽脑汁，可体重就是减不下来。小李就是个典型的代表，情况也比较严重。小李身高 162 厘米，产后体重达到 77 千克。为了减肥，孩子满月后她就开始控制饮食，每天坚持快走、慢跑 1 个多小时，可直到产后 5 个多月，她的体重仍停留在 75 千克左右，怎样努力都减不下来。后来，在营养师建议下，她到医院做了检查，结果发现她体内的营养素不均衡，维生素 B_1、维生素 B_2、维生素 B_3 及维生素 B_6 严重缺乏。就是因为缺乏这些营养素，小李产后减肥一直没能收到成效。

维生素和减肥有什么关系？这里就给大家讲一下。维生素本身没有热量，但它们能够帮助热量代谢。例如，若缺乏维生素 B_1，我们的身体能顺利地把葡萄糖转化为热量；若缺乏维生素 B_2 和维生素 B_3，就会严重影响体内脂肪的代谢，造成脂肪囤积造成肥胖；若缺乏维生素 B_6，体内的蛋白质就无法正常代谢，积蓄的热量也会堆积

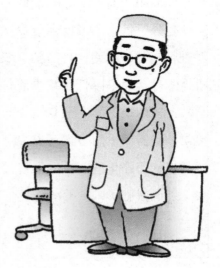

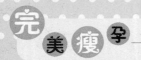

在体内。减肥时如果缺乏这些维生素，无论怎样努力节食、运动，都很难取得成效。后来，小李适当补充这些维生素，坚持了3个月后，她的体重就成功减了下来，轻松地回夏到产前的50千克左右。

如果你也像小李这样，坚持饮食和运动减肥，可体重长期居高不下，就要考虑体内是否缺乏营养素了。因为你的肥胖可能不是单纯的营养积累，而是因为饮食中缺少使脂肪变成能量的营养素，只有适当补充这些营养素，你的身体能量才能得到释放，脂肪才能被充分消耗。

维生素 B_1 主要存在于米糠和麸皮中，加工越细的米面，维生素 B_1 含量就越少，所以，新妈妈要做到粗细粮搭配，多吃各种杂粮，不能总吃精细米面；维生素 B_2 主要存在于动物性食品中，含量最丰富的是动物内脏、蛋类及奶类食物；维生素 B_3 即烟酸，广泛存在于动植物中，其中酵母、花生、玉米、豆类，特别是动物肝脏内含量最为丰富；维生素 B_6 广泛存在于蛋黄、鱼类、奶类、全谷、白菜及豆类食品中，需要减肥的妈妈一定不能错过。

另外，饮水不足也会导致体重增加，因为缺水时身体无法对脂肪进行充分的代谢，自然就会长胖。如果蛋白质长期缺乏，也会使机体基础代谢率降低，减少能量消耗，从而导致肥胖。据最新研究显示，体内缺乏维生素 D 也会导致肥胖。因为维生素 D 是人体制造瘦素的必需品，而瘦素可以控制食欲，让我们在进餐后产生吃饱的感觉，从而停止进食。如果瘦素含量不足，我们的胃口就会越来越大，别说减肥了，一不小心就会让你患上肥胖症。

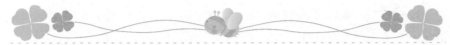

要健康，不要骨感

✳ 要瘦，更要健康

　　产妇的减肥和一般女性的减肥存在一定的差别，妈妈们首先得保证产后恢复第一，减肥第二，在不影响身体恢复的前提下进行减肥。由于产后阶段的特殊性，妈妈们切忌选择极端的减肥方式，如节食、剧烈运动等，以免因此影响身体恢复和哺乳。产后妈妈减肥的重点如下。

1 控制热量与脂肪

　　留心每种食物的热量，减少高热量食物的摄入。每日膳食中少吃肥肉，可多吃鱼类和白肉（鸡肉）。

2 饮食要以清淡为主

　　饮食清淡对女性是有好处的。少吃咸的、带有酱油的食物，这类食物含有大量的糖分或盐分，不仅会增加体内的脂肪，对于产后伤口的恢复也不利。

3 多吃蔬菜和水果

　　蔬菜和水果不仅富含营养，还能帮助妈妈减肥。产后多吃富含纤维素的新鲜果蔬有助于促进肠道消化，通便润肤。

4 饮食要有规律

　　每日最好定时、定量进餐，吃饭时切忌狼吞虎咽，应

275

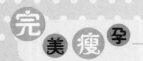

该细嚼慢咽，每次吃饭时间保持在20分钟以上。

5 热量负平衡

减肥的秘诀就是，热量的摄入量必须小于人体的消耗量。

6 减肥需高度的意志力

意志力直接决定着减肥的最终结果，妈妈们一定要坚定减肥的信心。

循序渐进，做产后减肥操

减肥体操需要每天坚持做才能有效果，产后妈妈可以按照以下方式练习减肥操，练习时需注意循序渐进，切勿急功近利。

第1天：仰卧，做深呼吸（即让横膈膜上下移动），连续做5次。

第2天：仰卧，双臂伸直平放在两侧，与躯干成90°直角。接着两臂伸直往胸部靠拢击掌。此动作交替重复5次。此方法也可用在第一天的练习上。

第3~7天：仰卧，头部向胸部靠拢，用下巴去贴紧胸部，其他位置保持不动。此动作重复10次。

第8~9天：仰卧，双臂伸直紧贴体侧。接着大腿弯曲向腹部靠拢，同时脚跟要紧贴臀部。左右腿交替进行，各重复5次。

第10~11天：仰卧，双腿伸直，然后慢慢弯曲至双膝呈90°。收紧臀部并慢慢离开地面，由双肩和双脚支撑起躯干，同时收缩腹部肌肉。

第12天：分2节完成。第1节，仰卧，双膝呈90°，双臂交叉合抱于胸前，再慢慢坐起呈半仰卧姿势。此动作重复次数，视个人

276

体力而定。第2节，仰卧，双膝弯曲呈90°，双臂向上伸直，开始仰卧起坐。同样，重复次数视自身情况而定。

产后半年，瘦身的"黄金期"

无须母乳喂养的女性在产后满4个月后即可以像产前一样减肥，不过对于仍然进行母乳喂养的妈妈来说，在母乳喂养期间仍然只适合产后两个月内的减重方式——适量减少食量和适度增加运动。

产后6个月是体重控制的黄金时期，如果新妈妈在产后6个月内能够恢复到怀孕之前的体重，则8～10年后，体重平均增加2.4千克；如果产后体重无法下降，则8～10年后，平均体重会增加8.3千克。由此可见产后6个月不仅是控制体重的黄金时期，还影响着女性日后的生活质量。

无论任何情况，在产后满6个月开始都应该进行减重了，否则脂肪一旦稳稳地"安营扎寨"，再想减肥会难上加难。即使仍然是母乳喂养，也可以适当减少食物的摄取量，但是要注意营养均衡，多吃高营养、低热量的食物，但不能减少液体的摄入，同时应该采取有效的运动减重方式。

塑腹带帮助恢复体形

胎儿娩出后，身体内脏受到的压力突然减轻，如果没有很好地卧床休息，内脏就容易下垂，用束腹带可以纠正这一问题：产后妈咪腹部肌肉松弛，肚腩、腰围变大，束腹带可以贴身绑在耻骨到肚脐的位置，帮助女性补充肌肉力量的不足，使松弛的肌肉得到喘息，逐渐恢复弹性，从而去掉大肚腩和"游泳圈"，有利于恢复体形和防

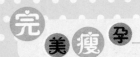

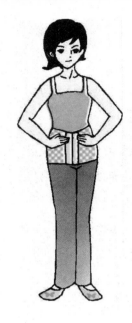

止内脏下垂。

1 产后4个月开始绑束腹带

产后盆腔、子宫、内脏器官都会进入恢复期，太早绑束腹带会使这些器官受到压迫，血液循环不畅，从而影响器官的恢复；而不正确的绑法，更有可能造成骨盆底的充血进而转化成盆腔炎或子宫、内脏移位等不良后果。所以产后绑束腹带不宜太早，让盆腔、子宫、内脏自然复位才是重点。妈咪可以等到产后4个月后器官基本复原再开始使用。

2 注意保持皮肤清洁

腹带可以尽快帮妈咪恢复到孕前的苗条身材，但单纯依靠束腹带并不能保证身体的完美恢复，还需要配合适当的运动和均衡的饮食。另外，因为束腹带是贴身穿的，所以要注意清洁并保持皮肤的干燥，以免痱子横生。

❋ 新妈妈的美胸功课

1 用胸罩矫正胸部形态

要选择尺码合适的胸罩，胸罩带宽为2厘米左右，肩带和罩杯能有效地固定胸部。在产褥期，就算闷也要坚持戴胸罩，这样才能有效预防胸部下垂。

2 远离桑拿浴

蒸桑拿浴时，因身体长时间出汗，皮肤会失去弹性，下垂的胸部会更下垂。因此，新妈咪要避开桑拿浴和蒸汽房，冲洗时要用温水。

用淋浴洗澡时，可以打开淋浴器，从胸部下部往上喷水，这样能促进血液循环，增加胸部皮肤的弹性。

3 多吃高蛋白食品

蛋白质可促进女性激素分泌，让胸部变得更挺拔；维生素 B_1、维生素 B_2 能防止肌肉拉长；维生素 E 能有效地调节女性激素。常吃富含这三种物质的食品，可提高胸部皮肤的弹性。

能帮助提高胸部弹性的食物有：金枪鱼、螃蟹、鸡胸脯肉、鸡蛋、豆奶、豆腐、低脂牛奶、酸奶、芦荟、玉米、豌豆、大豆、橄榄油、大马哈鱼、鲤鱼、牡蛎等。

4 坚持做胸部体操

通过体操锻炼胸大肌，下垂的胸部会上挺，不过须坚持 6 个月以上才会有效。

❋ 新妈妈紧致小腹有技巧

怀孕和分娩会让女性的腹部皮肤松弛，骨盆变宽，非常容易堆积脂肪，形成小肚腩，不仅穿衣服的时候不好看，也影响整体美观。除了用腹带进行的物理收腹，新妈妈还可以通过腹式呼吸法和一些收腹小运动来紧致小腹。利用一些空闲时间，每天练上数十分钟，自然能看出效果。

1 仰卧腹式深呼吸

两腿轻松地张开，膝盖稍微弯曲。两手的拇指张开，其余四指并拢，轻放在下腹部上，围成三角形。两手的拇指约位于肚脐的正下方。深吸气时，使下腹部膨胀般地鼓起。吐气时，使下

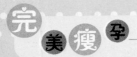

腹部凹隐般地恢复原状。

2 改变呼吸方式

开始每天上午、晚上各花 30 分钟。方法其实很简单，当我们吸气时，肚皮胀起、呼气时，肚皮缩紧，呼吸时胸腔不要打开，通过腹腔吸气，吸气的时候感受腹腔向内和向上提收，充分吸气再深呼出。

练习腹式呼吸，吸气时肚子有突起的感觉，呼气时肚子有扁下去的感觉上，注意不要刻意地去吸和呼，在平时呼吸方式的基础上改变下就可以了。慢慢养成习惯，这样肚子和腰上的多余脂肪就慢慢消失不见了。

虽然刚开始可能不太习惯，但坚持下去就能慢慢适应。腹式呼吸有助于刺激肠胃蠕动、促进体内废物的排出，另一方面也能使气流顺畅，增加肺活量。这样的腹式呼吸法既简单又容易，对于产后瘦身的妈妈帮助很大。

3 借助椅子瘦小腹

除此之外，新妈妈还可以用借助椅子瘦小腹。准备好一把椅子，坐在椅子上，握住椅子的把手，将双脚并拢，尽量地平伸向上抬起，这样可以锻炼腹肌和大腿，让身材更加完美。通过对腹肌的锻炼也可以很好地保护腹部器官。

仰卧半起比仰卧起坐的瘦腹效果更明显，非常适合产后妈咪们瘦肚子。做法：先仰卧平躺，再坐起，但不能完全坐起，上半身要和地面保持 15°，30 个为一组，每天做 5 次，每次之间的间隔最好不要超过 1 分钟，做完后轻轻按摩腰腹部。每天坚持做，半个月就可以见效。

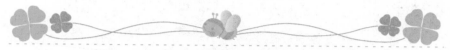

产后瘦孕食谱

豌豆炒虾仁

原 料

虾仁250克，嫩豌豆100克，鸡汤、料酒、水淀粉、精盐、鸡精、植物油、香油各适量。

做 法

❶豌豆洗净，焯烫后捞出沥干；虾仁洗净。

❷锅内倒入植物油烧热，倒入虾仁，快速划散，稍炸片刻捞出，控干油。

❸锅中留少许油烧热，下豌豆大火翻炒几下，加料酒、鸡汤、精盐稍炒，放虾仁，用水淀粉勾芡，加鸡精，淋上香油即可。

小贴士

豌豆富含粗纤维，能保持大便通畅；虾仁可提供丰富的蛋白质和钙质。

清润瓜糖水

原 料

甘薯300克，红糖100克，姜8片。

做 法

❶将甘薯削去外皮，清水洗净，切成块，待用。

❷把适量的清水倒入锅中，置于炉火上，用旺火烧开，放入甘薯、姜片，同煮约50分钟，加入红糖调味即可。

小贴士

补中和血，益气通乳。最适宜女性产后食用，既可以增乳，又可治疗便秘。

281

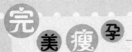

清炖鸡块汤面

原 料

熟面条、鸡块各 300 克，葱段、姜片各 5 克，大料、桂皮、香油、料酒、精盐、鸡精各适量。

做 法

❶将鸡块放入沸水锅浸烫一下，捞出沥水。

❷将鸡块放入锅内，加清水、葱段、姜片、大料、桂皮，煮沸后加入料酒，转为微火炖 30 分钟，至鸡块熟烂。

❸将面条下入鸡块汤内，稍煮片刻，加入精盐、鸡精、香油调味，即可。

小贴士

此汤面能健脾益气、养血生精、补益五脏、培补精髓、长养肌肉，因此具有很好的补益作用。此外，新妈妈食用后还有很好的下利通便作用，能防止产后便秘的发生。

鸡丝苋菜

原 料

嫩苋菜 250 克，熟鸡丝、熟火腿丝各 50 克，料酒 10 克，精盐 3 克，水淀粉 15 克，蒜片 4 克，熟鸡油 5 克，鲜汤少许，花生油、味精各适量。

做 法

❶将苋菜择去老梗和黄叶，洗净，切成 4 厘米长的段，放入开水锅中焯一下，捞出用凉水过凉，挤干水，备用。

❷锅置火上，倒入花生油，烧至七成热，用蒜片炝锅，捞出蒜片不要，下入苋菜段煸炒几下，加入料酒、精盐和少许鲜汤，烧开，待苋菜入味后加入味精，用水淀粉勾芡，淋上熟鸡油，撒上熟鸡丝、熟火腿丝，颠翻，起锅装盘。

小贴士

口感脆嫩。能清热除湿，补虚羸、通利二便，可辅助治疗女性产后便秘。

大麻仁粥

原 料

大麻仁 10 克，粳米 200 克，白糖 30 克。

做 法

❶将大麻仁洗净，用干净纱布包裹，备用。

❷将粳米淘洗干净，放入铝锅内，加水（约800毫升）及大麻仁，置火上煮，待粳米开花即可取出大麻仁，至粥汁浓稠时离火，加白糖，稍冷却即可食用。

小贴士

润肠通便，对产后便秘食疗效果较好。

黄瓜炒冬笋

原 料

冬笋 200 克，黄瓜 100 克，精盐、鸡精、料酒、姜末、鸡汤、植物油各适量。

做 法

❶冬笋洗净，放入沸水锅中煮 5 分钟，捞出，冲凉，切成

片；黄瓜洗净，切片。

❷锅置火上，倒入植物油烧热，煸香姜末，放入冬笋片略炒，再放入黄瓜片，倒入料酒，加精盐、鸡精和鸡汤，用大火翻炒几下即可。

小贴士

冬笋是一种富有营养价值并具有食疗功效的美味蔬菜，质嫩味鲜，清脆爽口，含有蛋白质和多种氨基酸、维生素，以及钙、磷、铁等微量元素，还含有丰富的纤维素，能促进肠道蠕动，预防产后便秘。

何首乌粥

原 料

何首乌 30 克，粳米 60 克。

做 法

❶何首乌洗净，切片；粳米淘洗干净。

❷将何首乌与粳米共置锅中，加入清水 400 毫升左右，置火上煮至粳米开花、汁稠，即可离火食之。

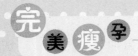

生津养血、润肠滑便，适合津血亏虚、产后便秘者食用。

炖参肠

原 料

海参、猪大肠各 200 克，黑木耳 50 克，葱、姜各 5 克，酱油 10 毫升，料酒 50 毫升。

做 法

❶将海参用水发好，去肠肚后切成条；黑木耳用水发好，洗净，切成条；猪大肠洗净，切 10 厘米长的段。

❷锅内放入水烧开，将海参、大肠分别焯一下。

❸将大肠放入锅内，加水煮至五分熟。放海参、葱、姜、料酒、酱油，煮至海参、大肠酥烂后加木耳，再煮至木耳熟时即可。

小贴士

此菜养阴清火，益肠通便。适合产后阴血虚弱、虚火内灼、大便燥结者食用。

杏仁酪

原 料

黑芝麻 30 克，杏仁 15 克，大米 60 克，白糖 30 克。

做 法

❶将黑芝麻、杏仁、大米洗净后分别用水浸泡 12 小时。

❷将杏仁捞出，去皮尖，然后将黑芝麻、大米捞出，三者混合在一起碾成糊状。

❸锅内放少许水，烧沸，加糖溶化后将黑芝麻杏仁米糊缓缓倒入，边倒边搅拌，煮熟后即可食用。

小贴士

润肠通便、益气健脾，对产后津伤，肠失濡润而致的便秘有一定的食疗作用。

海蜇荸荠汤

原 料

海蜇、荸荠各 200 克，精盐、香油各适量。

做 法

❶将海蜇用清水漂洗干净，切成细丝；荸荠剥去皮，洗净，切片。

❷锅置火上，放入适量清水，烧开后将海蜇丝、荸荠片放入，煮10分钟后用精盐、香油调味即可。

小贴士

清淡、咸香可口，有养阴清热、润燥通便的作用。

葱爆鸡块

原 料

鸡腿500克，胡萝卜50克，葱段20克，淀粉、白糖、香油、米酒、酱油、花生油各适量。

做 法

❶先将鸡腿去骨切成丁，加入酱油、淀粉和米酒腌渍。

❷胡萝卜洗净，切片；葱切段。

❸锅置火上，倒入花生油烧热，放入葱段爆香，加入腌渍好的鸡肉块快炒，起锅前用酱油、白糖和香油调味炒匀即可。

小贴士

鸡肉含有丰富的蛋白质，其中的脂肪也多是不饱和脂肪酸，适合体质虚弱的人食用，尤其适合产后的女性食用。葱类食物特殊的气味主要来自有机硫化物成分，这些成分不仅可以促进体内致癌物质的排出，还可以减少产后新妈妈生病的概率。

菠菜玉米粥

原 料

菠菜、玉米糁各100克。

做 法

❶将菠菜洗净，放入沸水锅内焯烫，捞出过凉后，沥干水分，切成碎末。

❷锅置火上，加入适量清水，烧开后，撒入玉米糁，边撒边搅，煮至八成熟时，撒入菠菜末，再煮至粥熟即可。

小贴士

玉米有利尿作用，并能消除

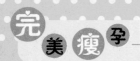

完美瘦孕——怀孕瘦身的择食之道

浮肿，菠菜是养颜佳品，两者搭配既能减肥瘦身，又不会影响产后新妈妈的健康。

三鲜冬瓜

原料

冬瓜 500 克，冬笋 25 克，蘑菇 25 克，火腿 30 克，葱花、猪油、鸡汁、精盐、胡椒粉、味精、水淀粉、香油各适量。

做法

❶冬瓜片放入沸水中焯熟；冬笋、蘑菇洗净切片；火腿切片。

❷砂锅置中火上，下猪油烧至三成熟，放入冬瓜、火腿、冬笋、蘑菇炒一下，再加入鸡汁、精盐、胡椒粉、味精煮沸至入味。

❸用水淀粉勾芡，再加葱花、香油，炒匀起锅即可。

小贴士

主要功能是消脂解腻，对营养过剩性肥胖有一定食疗作用。

鲜虾炒海带

原料

海带 50 克，虾仁 30 克，花生油、葱、姜、蒜、酱油、醋、精盐、白糖、香油各适量。

做法

❶蒜和姜均洗净，切成小块，用油爆香。

❷将海带、虾仁和酱油、醋、精盐、白糖等调味料分别下锅炒熟。

❸起锅后滴入香油，撒上葱花即可。

小贴士

可促进新陈代谢，有利于产后新妈妈瘦身。

笋尖焖豆腐

原料

干口蘑 5 克，干笋尖、干虾米各 10 克，豆腐 200 克，葱花、姜末、植物油、酱油各适量。

做法

❶先将干口蘑、干笋尖、虾

米用温开水泡开，泡好后分别切成小丁，虾米、口蘑汤留用。

❷锅置火上，倒入植物油烧热，先煸葱花、姜末，之后将豆腐放入快速翻炒，再加入笋、口蘑丁、虾米、口蘑汤、酱油，再用大火快炒，炒透即可。

小贴士

清热消痰，并且热量很低，产妇食用后，有助于瘦身。

美白粥

原料

玉竹1两，鲜山药200克，猪瘦肉50克，胡萝卜50克，大米、精盐各适量。

做法

❶山药洗净，削去外皮，切成大丁状；猪瘦肉洗净，切丁备用；胡萝卜洗净，切小块备用。

❷取一深锅，加入水，以大火煮开后转小火，加入大米、玉竹、山药煮40分钟后，再加入猪瘦肉胡萝卜续煮10分钟，最后放进少许精盐搅匀即可。当点

心或佐膳用。

小贴士

美白、润肤。

大枣菊花粥

原料

大枣50克，大米90克，菊花15克。

做法

❶大米淘洗干净，倒入锅内。

❷大枣去核洗净，同菊花一起倒入米锅内，加入适量水煮至粥稠即可。

小贴士

大枣含有美容作用较强的维生素A、B族维生素及氨基酸等，经常食用能使面部肤色红润。

白糖番茄

原料

番茄500克，白砂糖30克。

做法

❶将番茄洗净后，用开水烫一下，去蒂，去皮，切成橘子瓣

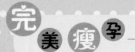

块，排放盘中。

②把白砂糖均匀撒在番茄上即可。

小贴士

番茄富含丰富的胡萝卜素、B族维生素和维生素C，其中的B族维生素含量是蔬菜之冠，丰富的番茄红素能清除自由基，多吃番茄还具有抗衰老作用，能使皮肤保持白皙。

芝麻山药薏苡仁奶

原料

黑芝麻粉100克，山药粉200克，薏苡仁粉250克，奶粉（以豆浆代替也可）50克，蜂蜜适量。

做法

取适量的黑芝麻粉、薏苡仁粉、山药粉、奶粉，加热水冲泡成饮料，加蜂蜜调匀饮用即可。

小贴士

既香醇好喝，又能润肠通便、清热除湿、消除妊娠斑。

花生大枣桂圆汤

原料

花生、去核大枣、桂圆、红糖各适量。

做法

①花生提前浸泡数小时，桂圆剥去外壳。

②锅中加入清水煮开，先放入花生，小火煮约30分钟。再放入大枣和桂圆煮至丰满，最后加入红糖煮化即可。

小贴士

大枣有缓和药性的功能，能补气养血，是很好的营养品。产妇食用大枣，能补中益气，养血安神，加速机体复原。

雪蛤莲羹

原料

雪蛤膏19克，莲子57克，去核大枣12枚，鸡（没生过蛋的小母鸡）1只，姜、精盐各适量。

做法

①鸡去除内脏，洗净，切成

288

块，放入开水中焯一下，备用；雪蛤膏用清水浸至发胀，去掉污垢，洗净，放入开水中焯一下；大枣及莲子洗净。

❷锅内放入清水煮沸，把所有材料放入锅内，先用大火煮20分钟，再用小火熬煮2小时，加入精盐调味即可。

小贴士

鸡补元气，雪蛤膏补肾、补肺、养颜，大枣健脾化痰。此汤饮对养颜、润肤有显著的功效。

苦瓜羊肉汤

原　料

黄精30克，女贞子10克，羊肉片250克，苦瓜1根，大白菜、大骨头、姜、米酒各适量。

做　法

❶苦瓜、大白菜洗净，切片。

❷把中药材放入药袋，与大骨头、姜、米酒一起炖煮1小时。

❸去除药袋和大骨头后，依次放入大白菜、苦瓜、羊肉片，煮熟后即可食用。

小贴士

苦瓜、大白菜、黄精、女贞子均是凉性食材，羊肉则有温补效果，既能清除燥热，让皮肤白净，不再长痘痘，也能温补产后新妈妈的身体。

甘薯汤

原　料

甘薯300克，红糖适量。

做　法

❶甘薯洗净去皮后，切成块备用。

❷锅内放水烧热，待水沸腾后将甘薯块放入锅内煮至松软，之后放入红糖拌匀，再略煮一会儿即可。

小贴士

有美白、活血、养血之功效。但发烧、咽痛、腹泻者及孕妈妈忌食。

南莲饭

原　料

南瓜、大米各100克，薏苡

289

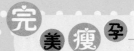
仁 10 克，莲子 50 克。

做 法

❶莲子、薏苡仁分别用冷水浸泡约 4 小时至发胀后，沥干水分备用。

❷南瓜去皮、去籽，切成丁备用。

❸大米洗净后沥干水分，与莲子、薏苡仁及南瓜丁一同放入蒸锅中，加水烧开，蒸至熟透，接着再用小火焖 10 分钟即可。

小贴士

本饭有健脾、祛湿、利水、美白之功效。但便秘、易胀气者及孕妈妈忌食。

红烧狮子头

原 料

半肥猪肉 400 克，番茄 2 个，红萝卜、洋葱各半个，香菜少许，红花 6 克，植物油、水淀粉、腌料（精盐半茶匙，酱油、淀粉、酒各 1 茶匙，姜汁、葱汁、糖各半茶匙，清水适量）、芡汁料（精盐 1/4 茶匙，糖、酒各 1 茶匙）各适量。

做 法

❶猪肉分割成肥肉及瘦肉两部分，分别切细粒，剁碎，一同放入大碗中，加入腌料拌匀至起胶，做成多个肉丸，放入滚油中炸至金黄色盛起。

❷红花加水 1 杯半煎成 3/4 杯红花汁；番茄切块，红萝卜、洋葱去皮洗净，切块。

❸锅置火上，倒入植物油烧热，爆香番茄、红萝卜，加入红花汁、芡汁料及肉丸焖 30 分钟，放入洋葱再焖片刻，以水淀粉勾芡，拌匀后放上香菜即可。

小贴士

红花是女性的保健良药，有活血、通经、止痛等功效，能消除疲劳、强身健体，并有滋养的功效，产后食用最佳。